Ymdopi ag Amhariad Gwybyddol Ysgafn (MCI)

o ddiddordeb cysylltiedig

Dementia – Support for Family and Friends, Ail Argraffiad
Dave Pulsford a Rachel Thompson
ISBN 978 1 78592 437 8
eISBN 978 1 78450 811 1

A Pocket Guide to Understanding Alzheimer's Disease and Other Dementias, Ail Argraffiad
Dr James Warner a Dr Nori Graham
ISBN 978 1 78592 458 3
eISBN 978 1 78450 835 7

Reducing the Symptoms of Alzheimer's Disease and Other Dementias
A Guide to Personal Cognitive Rehabilitation Techniques
Jackie Pool
ISBN 978 1 78592 578 8
eISBN 978 1 78450 992 7

Will I Still Be Me?
Finding a Continuing Sense of Self in the Lived Experience of Dementia
Christine Bryden
ISBN 978 1 78592 555 9
eISBN 978 1 78450 950 7

What the Hell Happened to My Brain?
Living Beyond Dementia
Kate Swaffer
ISBN 978 1 84905 608 3
eISBN 978 1 78450 073 3

YMDOPI AG AMHARIAD GWYBYDDOL YSGAFN (MCI)

Canllaw i Ddelio â Cholli Cof,
i Hyfforddi'r Ymennydd yn Effeithiol
ac i Leihau'r Risg o Ddementia

MARY JORDAN

y lolfa

Ni fwriedir i'r wybodaeth yn y llyfr hwn ddisodli gwasanaethau gweithwyr meddygol proffesiynol hyfforddedig na chymryd lle cyngor meddygol. Fe'ch cynghorir i ymgynghori â meddyg ynglŷn ag unrhyw faterion sy'n ymwneud â'ch iechyd, ac yn enwedig ynglŷn ag unrhyw faterion a allai fod angen diagnosis neu sylw meddygol.

Cyhoeddwyd gyntaf yn 2020
gan Jessica Kingsley Publishers
73 Collier Street
Llundain N1 9BE
a
400 Market Street, Suite 400
Philadelphia, PA, yr UDA

www.jkp.com

Ffynhonnell delwedd y clawr: Shutterstock.

Data Catalogio Cyhoeddi Llyfrgell y Gyngres
Mae cofnod catalog CIP ar gyfer y llyfr hwn ar gael o Lyfrgell y Gyngres

Data Catalogio Cyhoeddi y Llyfrgell Brydeinig
Mae cofnod catalog CIP ar gyfer y llyfr hwn ar gael o'r Llyfrgell Brydeinig

ISBN 978-1-80099-656-4

Cyhoeddwyd ac argraffwyd yng Nghymru
ar bapur o goedwigoedd cynaliadwy gan
Y Lolfa Cyf., Talybont, Ceredigion SY24 5HE
e-bost ylolfa@ylolfa.com
gwefan www.ylolfa.com
ffôn 01970 832 304

Cynnwys

Pennod 1

Beth yw Amhariad Gwybyddol Ysgafn (MCI)?

Term i ddisgrifio amhariad ar y cof neu amhariadau bychain ar elfennau eraill o weithrediad yr ymennydd fel y gallu i gynllunio neu ganolbwyntio, yw amhariad gwybyddol ysgafn (MCI). Mewn rhai gwledydd mae'r term 'amhariad gwybyddol' yn cael ei ddefnyddio yn hytrach na'r term 'dementia' i gyfeirio at ddiagnosis penodol lle mae problem gyda'r cof a thystiolaeth o grebachiad yr ymennydd. Yn y Deyrnas Unedig byddai'r term 'dementia' yn cael ei ddefnyddio i ddisgrifio hyn ac felly, yn y llyfr hwn rydyn ni'n ei ddefnyddio wrth gyfeirio at y cyflwr hwn.

Nid yw dementia yr un fath ag MCI. Gan nad yw'n glefyd neu'n gyflwr meddygol, i fod yn fanwl gywir, nid oes modd i chi gael 'diagnosis' o MCI. Ar hyn o bryd yn y Deyrnas Unedig, nid yw MCI yn cael ei ystyried yn gyflwr meddygol nac yn glefyd.

Gall pobl ag MCI gymryd mwy o amser i wneud tasgau neu i gynllunio a threfnu gweithred fawr, ond nid ydynt yn profi problemau sylweddol wrth gyflawni gweithgareddau bywyd bob dydd.

Beth mae'r term 'gweithgareddau bywyd bob dydd' yn

ei olygu? Yn syml, mae'n golygu'r pethau sy'n rhaid i chi eu gwneud i barhau â'ch bywyd bob dydd – fel ymolchi, gwisgo, paratoi pryd o fwyd, gwneud y siopa ac ati, ac mae hefyd yn cynnwys pethau mwy cymhleth fel rheoli cyllid neu gynllunio gwyliau. Gall pobl ag MCI wneud yr holl bethau hyn, a byw ar eu pennau eu hunain yn annibynnol ac ymdopi â gweithgareddau bob dydd cyffredin. Efallai y byddan nhw'n cymryd mwy o amser nag eraill i ddod i benderfyniad neu'n cymryd mwy o amser i gynllunio a chyflawni gweithrediadau, ond mae modd iddyn nhw reoli'r gweithgareddau bywyd bob dydd hyn.

Efallai y bydd rhywun ag MCI yn cael peth anhawster wrth gynllunio rhywbeth fel digwyddiad cymdeithasol neu wibdaith, a gallai'r trefnu gymryd mwy o amser iddyn nhw. Gall hefyd fod yn anoddach i rywun ag MCI gynllunio ar gyfer y dyfodol – er enghraifft, meddwl am newid cyflenwr trydan neu symud arian i gyfrif cynilo gwahanol. Nid yw hyn yn golygu nad yw rhywun ag MCI yn gallu gwneud y pethau hyn – dim ond y bydd efallai'n anoddach iddyn nhw wneud hynny neu y gall gymryd ychydig yn hwy iddyn nhw drefnu pethau. Efallai y bydd pobl ag MCI hefyd yn cael mwy o anhawster cofio pethau fel enwau pobl, lleoedd neu eitemau, ond o gael amser, a phan nad ydyn nhw o dan straen, mae'n debygol y byddan nhw'n gallu cofio, efallai gydag ambell broc.

Gellir diffinio MCI fel amhariad gwybyddol, yn enwedig colli cof tymor byr sydd y tu hwnt i'r hyn a fyddai'n ddisgwyliedig o ystyried oedran a lefel addysg ond nad yw'n ddigon sylweddol i ymyrryd â gweithgareddau bywyd bob dydd.

Nid yw MCI yn ymwneud â heneiddio yn unig. Mae'n bwysig cofio hyn oherwydd bod problemau cof, dryswch ac anawsterau canolbwyntio yn aml yn cael eu diystyru fel problemau heneiddio. Mae llawer ohonom ni'n cymryd mwy o amser i wneud pethau wrth i ni heneiddio, rydyn ni'n meddwl yn arafach, rydyn ni'n symud yn arafach ac (o bosibl oherwydd eiddilwch) efallai na fyddwn ni'n gallu gwneud rhai pethau. Ond edrychwch eto ar y diffiniad uchod: Mae MCI yn amhariad gwybyddol y tybir ei fod *y tu hwnt i'r hyn a fyddai'n ddisgwyliedig o ystyried oedran a lefel addysg*. Mae bod yn llai ystwyth a meddwl yn arafach yn gallu bod yn 'gysylltiedig ag oedran', sy'n golygu mai dyma beth gallwn ni ei ddisgwyl gan berson hŷn, ond ar eu pennau eu hunain, *nid* yw'r cyflyrau hyn yn dystiolaeth o MCI.

Nid bwriad y llyfr hwn yw cymryd lle cyngor meddygol; os ydych chi'n poeni eich bod yn datblygu dementia, siaradwch â'ch meddyg. Efallai y bydd yn eich atgyfeirio am ymchwiliadau pellach. Os cewch ddiagnosis o ryw fath o ddementia yn y pen draw, mae cymorth a chefnogaeth ar gael.[1]

Mae yna ddryswch gwirioneddol ymhlith pobl sydd heb gael hyfforddiant meddygol mewn perthynas â'r gwahaniaeth rhwng dementia ac MCI, ac felly dylai'r wybodaeth ganlynol helpu i wahaniaethu rhwng y ddau gyflwr.

Ai dementia yw e?

Yn achos pobl â dementia, bydd dirywiad amlwg wrth gyfathrebu, dysgu, cofio ac yn eu sgiliau datrys problemau. Gall y dirywiad hwn ddigwydd yn araf iawn dros amser ac felly efallai mai ffrind neu berthynas sydd heb fod mewn cysylltiad â'r unigolyn ers tro fydd y cyntaf i sylwi ar y symptomau.

Dyma'r math o symptomau sy'n digwydd gyda dementia:

- *Colli cof tymor byr*: mae hyn yn golygu anghofio rhywbeth a gafodd ei ddweud neu ei wneud o fewn ychydig funudau. Mae'n bosibl mai'r arwydd cyntaf yw ailofyn cwestiynau'n aml er bod y cwestiynau eisoes wedi cael eu hateb. Er enghraifft, 'Ble ydyn ni'n mynd bore 'ma?' Weithiau bydd rhywun yn sylwi bod 'straeon' yn cael eu hailadrodd yn gyson ac nad oes gan y siaradwr unrhyw gof ei fod wedi adrodd y stori hyd yn oed ychydig funudau ynghynt.
- *Diffyg crebwyll:* gall hyn olygu rhywbeth fel mentro efallai wrth yrru neu geisio cyflawni tasg sy'n amlwg y tu hwnt i allu'r person. Gall pobl heb ddementia fod yn ystyfnig os ydyn nhw'n cael eu cynghori i beidio â gwneud rhywbeth penodol, ond bydden nhw fel arfer yn cydnabod bod y cyngor sy'n cael ei roi yn gywir. Efallai na fydd rhywun â dementia hyd yn oed yn deall eu bod yn mentro neu'n cymryd risg neu'n ceisio gwneud rhywbeth y tu hwnt i'w galluoedd.
- *Anhawster meddwl yn haniaethol*, fel methu â chynllunio ar gyfer achlysur yn y dyfodol – trefnu gwyliau, er enghraifft: weithiau, gall hyn gael ei guddio os yw'r person â phroblemau gwybyddol yn cytuno â beth bynnag sy'n cael ei awgrymu. Efallai y bydd perthnasau yn meddwl bod y person dan sylw wedi dod yn fwy goddefol neu'n llai dadleuol. Weithiau bydd y person sydd â'r broblem hon yn 'gohirio' gwneud pethau neu gynlluniau ac yn awgrymu y bydd yn 'ei wneud yfory' neu efallai yn dweud wrthych ei fod yn 'rhy flinedig' i fynd i'r afael

â'r dasg dan sylw ar hyn o bryd. Yn wir, gall gohirio tasgau mewn ffordd anarferol fod yn un o'r arwyddion cyntaf i berthnasau fod rhywbeth o'i le.

- *Rhesymu gwallus:* mae hyn yn golygu defnyddio dadleuon afresymol i wneud pwynt neu awgrymu bod rhywbeth wedi digwydd sy'n annhebygol iawn. Symptom cyffredin yw colli eitem fel pwrs neu set o allweddi. Pan fydd yr eitem yn dod i'r fei (ar ôl chwilio a chwalu amdano) mewn lle rhyfedd (mae o dan y gwely yn enghraifft gyffredin), bydd y person â dementia yn honni nad oedd ganddo unrhyw beth i'w wneud â'i golli ac yn awgrymu bod 'rhywun' wedi cuddio'r eitem yn fwriadol. Efallai y bydd person yn defnyddio'r math yma o ddadl afresymol hyd yn oed os yw'n byw ar ei ben ei hun heb fod gan unrhyw un arall fynediad i'w eiddo.
- *Ymddygiad amhriodol*, fel cerdded i flaen ciw yn hytrach nag aros ei dro, torri ar draws sgwrs, dewis mynd allan mewn tywydd gwael, a gwisgo dillad sy'n anaddas i'r achlysur neu'r hinsawdd.
- *Colli sgiliau cyfathrebu:* gall hyn fod ar sawl ffurf, megis anhawster mynegi pwynt, colli rhediad brawddeg, angen atebion symlach i gwestiynau neu fethu â chychwyn sgwrs.
- *Problemau gyda synnwyr o le ac amser*, fel colli'r ffordd mewn man cyfarwydd, codi a gwisgo yn ystod y nos heb unrhyw reswm, neu fynd i'r gwely ar adegau amhriodol.
- *Problemau cerddediad, echddygol a chydbwysedd:* nid yw'r symptom hwn yn un cyffredin ond gellir ei weld gyda rhai mathau o ddementia; gall person lusgo'i

draed wrth gerdded neu efallai y bydd yn cwympo'n aml heb unrhyw esboniad. (Fodd bynnag, cofiwch y gall y problemau hyn fod yn symptomau o afiechydon eraill hefyd.)

- *Esgeuluso gofal, hylendid a diogelwch personol*, fel methu ag ymolchi neu olchi, anghofio dadwisgo cyn mynd i'r gwely, esgeuluso golchi dillad, anwybyddu signalau traffig wrth yrru, neu gamu allan o flaen cerbydau ar ffyrdd prysur.
- *Rhithweledigaethau, credoau annormal, gorbryder a chynnwrf*: mae rhai pobl yn mynd yn orbryderus iawn ac yn arddangos paranoia ysgafn cyn unrhyw symptomau eraill. Mae rhai mathau o ddementia yn cael eu hamlygu gan rithweledigaethau yn y cyfnod cynnar. (Fodd bynnag, cofiwch y gall y problemau hyn fod yn symptomau o afiechydon eraill hefyd.)

Mae'n bwysig cofio y gall rhai cyflyrau, y gellir eu trin yn llwyr, ddynwared symptomau dementia. Er enghraifft, gall rhywun sydd â haint y llwybr wrinol (UTI) fynd yn ddryslyd iawn a hyd yn oed yn ymosodol. Mae'r haint hwn yn fwy cyffredin ymhlith pobl hŷn ac mae'n bosibl ei drin â gwrthfiotigau, a dylai'r symptomau wedyn glirio. Nid yw haint o'r fath ar ei ben ei hun yn symptom o ddementia.

Gall cwymp neu ergyd i'r pen sy'n arwain at gyfergyd wneud rhywun yn ddryslyd ac achosi problemau wrth geisio cofio beth ddigwyddodd yn union cyn neu ar ôl yr anaf. Nid yw hyn yn arwydd o ddementia, ond bydd angen sylw meddygol i'r mater cyn gynted â phosibl.

Gall rhai meddyginiaethau hefyd achosi i bobl fod yn gysglyd, yn ddryslyd neu'n anghofus. Os bydd symptomau o'r fath yn codi yn fuan ar ôl cymryd unrhyw feddyginiaeth newydd, dylech ystyried yn gyntaf ai'r feddyginiaeth sydd ar fai. (Mae'n werth nodi yma y dylech bob amser ddarllen y nodiadau sy'n dod gyda chyffur presgripsiwn, gan eu bod yn rhestru'r holl sgileffeithiau posibl.)

Yn amlwg, felly, ni ddylai unrhyw un gymryd yn ganiataol bod ganddyn nhw ddementia neu fod gan rywun y maen nhw'n agos ato ddementia oni bai bod pob achos posibl arall wedi'i ystyried. Yn wir, os ydych chi'n sôn wrth eich meddyg eich bod yn poeni am eich gwybyddiaeth, dylai wneud profion gwaed a phrofion eraill penodol a chymryd eich hanes. Os yw hynny'n bosibl, byddai'n werth i'r meddyg gael eich hanes gan rywun sy'n agos atoch, fel y gall ystyried pob posibilrwydd arall cyn eich atgyfeirio i gael barn arbenigwr. Os bydd y meddyg yn gwneud diagnosis o ddementia ar ôl prawf byr yn yr 'ystafell ymgynghori' heb eich cyfeirio at arbenigwr (er nad yw hyn yn debygol o ddigwydd), dylech yn sicr gwestiynu'r diagnosis. Mae'r sylwadau hyn hefyd yn berthnasol os ydych chi'n ffrind neu'n berthynas sy'n poeni am anwylyd ac sy'n gweithio gyda'r meddyg ar ei ran. Felly os yw eich anwylyd yn cael diagnosis heb y profion priodol, gofynnwch am gael gweld arbenigwr.

Ydych chi'n poeni am eich cof?

Ychydig flynyddoedd yn ôl, roedd hi'n gyffredin gweld y cwestiwn hwn ar bosteri a thaflenni mewn llyfrgelloedd, meddygfeydd ac adnoddau gwybodaeth eraill. Nid ydym yn tueddu i weld y cwestiwn hwn erbyn hyn, a hynny am reswm da. Yn gyffredinol, nid yw rhywun â phroblemau gwybyddol (problemau cof) yn ymwybodol bod hynny'n wir. Gallem dybio bod y person yn anwybyddu'r mater – mae'n gyffredin i berthnasau awgrymu bod y person dan sylw 'yn gwadu' bod problem – ond os ydych chi'n anghofio pethau, rydych chi'n eu hanghofio: nid ydynt yn eich 'cof' chi mwyach, a hyd yn oed os bydd rhywun yn eich atgoffa amdanyn nhw ('Dim ond bore 'ma wnes i ddweud wrthot ti am hynna'), nid ydych yn cofio hyn. Rydych chi'n fwy tebygol o feddwl bod y person sy'n eich atgoffa yn ceisio'ch twyllo neu'ch dal chi allan. Rydych chi'n hollol sicr bod rhywbeth heb ddigwydd neu heb gael ei ddweud *am nad ydych chi'n ei gofio*. Mae'n dilyn, felly, nad yw'r person sydd â phroblemau cof yn poeni dim am ei gof yn aml iawn. Felly, yn y rhestr o symptomau uchod, rydyn ni fel arfer yn ystyried y symptomau y bydd rhywun arall yn sylwi arnyn nhw.

Hyd yn oed os oes problemau amlwg gyda chof tymor byr unigolyn, nid yw hynny yn golygu o reidrwydd fod ganddo ddementia. Gadewch i ni edrych yn ofalus ar y 'symptomau' a gwahaniaethu rhwng yr hyn sy'n digwydd i rywun oedrannus sydd ag MCI o bosibl a rhywun sydd â symptomau pendant o ddementia.

Gwirio'r symptomau

Colli cof

Gall unrhyw berson oedrannus (neu ddim mor oedrannus) gwyno am golli cof, ond o'i holi, byddai'n gallu rhoi enghreifftiau o hyn, fel, 'Ro'n i wedi anghofio'n llwyr ble ro'n i wedi rhoi fy allweddi ddoe', neu efallai, 'Dydw i byth yn gallu cofio enwau pobl'. Yn wir, mae trafferth cofio enwau yn bryder sy'n cael ei grybwyll yn aml ymhlith pobl hŷn, ac nid oes gan y mwyafrif ohonyn nhw ddementia.

Efallai na fydd rhywun â dementia hyd yn oed yn sylweddoli bod ganddo broblemau cof, a bydd hyd yn oed yn gwadu hynny'n chwyrn, gan gyhuddo eraill efallai o ddweud anwiredd pan roddir enghreifftiau iddo o sut mae wedi anghofio rhywbeth. Os ydych chi'n dweud wrth rywun â dementia ei fod wedi gofyn yr un cwestiwn i chi sawl gwaith, mae'n debygol o edrych arnoch chi'n anghrediniol neu wadu'r peth yn llwyr.

Gall llawer o bobl â dementia gofio'r gorffennol yn fyw iawn o hyd ac mae'n bosibl y byddan nhw'n rhoi enghreifftiau o'r atgofion hyn os ydych chi'n awgrymu bod ganddyn nhw broblem gyda'u cof. Enghraifft gyffredin yw rhywun sy'n gallu adrodd cerdd hir a chymhleth o'r cof ond sy'n methu â chofio'r hyn rydych chi newydd ei ddweud wrtho ychydig funudau ynghynt. Roedd un cleient yn argyhoeddedig bod ei gŵr wedi cael cam-ddiagnosis, gan ddweud 'Mae'n gallu fy nghuro i wrth chwarae Scrabble bob tro'. Mae modd i rywun gadw sgiliau cyfarwydd fel adrodd cerddi o'r cof, chwarae gêm gyfarwydd neu hyd yn oed yrru am gryn amser ar ôl diagnosis o ddementia, fel y byddwn yn esbonio maes o law.

Colli synnwyr o le

Wrth i ni heneiddio, efallai y bydd angen munud neu ddau ar rai ohonom ni i gofio cyfarwyddiadau'n glir. Bydd angen i eraill efallai ailadrodd cyfarwyddiadau i'w cofio, gwneud nodyn ohonyn nhw neu gyfeirio'n aml at fap, ond nid ydym yn mynd ar goll mewn mannau cyfarwydd nac yn anghofio'r llwybr adref o'r siopau lleol, er enghraifft. Gall pobl â dementia fynd ar goll mewn mannau cyfarwydd ac mae'n bosibl na fyddan nhw weithiau'n gallu dod o hyd i'w ffordd mewn lle cyfarwydd iawn. Er enghraifft, efallai na fyddan nhw'n gallu dod o hyd i'w ffordd yn ôl i'r bwrdd ar ôl bod i'r toiled mewn bwyty neu fan cyhoeddus arall, neu efallai na fyddan nhw'n dychwelyd o ymweliad arferol â'r meddyg neu'r deintydd oherwydd eu bod wedi mynd ar goll. Weithiau gall pobl â dementia hyd yn oed golli eu synnwyr o le yn eu cartref eu hunain, yn enwedig yn y nos, os oes rhaid iddyn nhw godi i fynd i'r toiled, er enghraifft.

Cofio

Yn gyffredinol, gall pobl hŷn gofio digwyddiadau diweddar, yn enwedig digwyddiadau mawr fel dathliadau teuluol, hyd yn oed os nad ydyn nhw'n cofio'r holl sgyrsiau neu'r bobl y gwnaethon nhw gwrdd â nhw neu union ddyddiad y digwyddiad, ond efallai y bydd pobl â dementia yn anghofio beth ddigwyddodd ddoe, hyd yn oed os oedd yn rhywbeth pwysig fel parti pen-blwydd un o'u hwyrion. Fodd bynnag, efallai y byddan nhw'n gallu cofio digwyddiadau yn y gorffennol pell yn hawdd ac yn glir iawn.

Sgiliau bob dydd

Ar y cyfan mae pobl hŷn yn cadw eu sgiliau cymdeithasol – pethau fel ysgwyd llaw a dweud 'diolch' ac arferion fel trefn gweithrediadau sy'n ymwneud ag ymolchi neu wisgo, hyd yn oed os yw'n cymryd mwy o amser iddyn nhw gyflawni'r camau hyn bellach. Weithiau gall pobl â dementia gadw sgiliau cymdeithasol allanol ond eto colli diddordeb mewn gweithgareddau cymdeithasol neu hobïau hamdden arferol, ac efallai y byddan nhw'n anghofio ymolchi, neu'n methu â gwisgo dilledyn syml. Weithiau efallai na fyddan nhw'n gallu adnabod dilledyn neu wrthrych bob dydd. Gall y math hwn o 'anghofio' fod yn achlysurol i ddechrau, ond yna gall ddod yn fwy cyffredin wrth i'r dementia ddatblygu.

Yn ein cartrefi ein hunain mae gan y rhan fwyaf ohonom ni ein trefn gyfarwydd o wneud pethau a byddwn yn cyflawni tasgau fel dadlwytho'r peiriant golchi llestri neu roi'r sbwriel allan heb feddwl rhyw lawer am y peth. O bryd i'w gilydd efallai y bydd rhywbeth yn mynd â'n sylw yng nghanol y dasg a byddwn yn rhoi'r gorau iddi ar ei hanner, ond byddwn yn sylwi ymhen hir a hwyr ein bod ni wedi gwneud hyn. Mae pobl â dementia yn aml yn methu â chofio pa gypyrddau i roi eitemau amrywiol ynddyn nhw; efallai y byddan nhw'n dechrau tasg ac yna'n troi eu sylw at rywbeth arall ac yn gadael y dasg ar ei hanner heb gydnabod hynny (er enghraifft, gadael tap yn rhedeg heb sylwi); neu efallai na fyddan nhw'n gallu dechrau tasg fel plicio'r llysiau oherwydd eu bod nhw wedi anghofio sut mae gwneud hynny.

Wrth i bobl heneiddio, maen nhw'n ei chael hi'n anoddach dysgu sgiliau newydd neu ddeall offer newydd, a gall gymryd sawl ymgais i ddysgu sut i reoli'r botymau ar beiriant golchi llestri newydd (er enghraifft). Fodd bynnag, oni bai eu bod yn hynod bengaled, yn y pen draw, gallan nhw ddysgu defnyddio offer newydd. Mae pobl â dementia yn colli'r gallu i ddysgu pethau newydd: os bydd rhywun yn cael popty newydd, efallai na fydd byth yn dysgu sut i'w ddefnyddio ac mae'r rhan fwyaf o bobl â dementia yn colli'r gallu i reoli teclynnau rheoli'r teledu neu ddyfeisiau eraill. Weithiau gallan nhw fynd yn ddryslyd a thrin teclyn rheoli'r teledu fel pe bai'n ffôn neu geisio rhoi llestri yn y peiriant golchi dillad.

Tynnu sylw

Wrth i ni heneiddio, gall canolbwyntio fod yn fwy o her – byddwn yn cael ein llygad-dynnu yn llawer haws wrth i ni gyflawni ein tasgau bob dydd, yn enwedig gan fod llawer mwy o bethau i'n llygad-dynnu (radio, teledu, rhyngrwyd, ffonau symudol), ond rydyn ni fel arfer yn ymwybodol o hyn. Os gwelwn ni nad yw'r llestri i gyd wedi cael eu golchi, er enghraifft, byddwn yn cofio bod y postmon wedi galw a'n bod wedi gorfod gadael y dasg ar ei hanner. Fydd rhywun sydd â dementia ddim yn gallu gwneud y cysylltiad hwn. Os byddan nhw'n dod o hyd i rywbeth nad yw lle y dylai fod, fyddan nhw ddim yn cofio sut gwnaeth hynny ddigwydd ac maen nhw'n fwy tebygol o gyhuddo eraill o fod yn anniben neu o 'guddio pethau'. Weithiau bydd 'rhoi pethau gadw' neu 'sicrhau bod pethau'n ddiogel' yn troi'n obsesiwn i bobl â dementia a bydd eu teulu'n dechrau dod o hyd i bethau mewn mannau digon rhyfedd – bagiau llaw wedi'u cuddio o dan y gwely, allweddi mewn mannau anarferol, ac yn y blaen. Os bydd hyn yn digwydd, ni fydd y person sy'n gyfrifol yn cofio'r hyn y mae wedi'i wneud a gall wadu'n chwyrn ei fod wedi colli'r bag neu'r allwedd neu gall hyd yn oed gyhuddo eraill o guddio'r eitem yn fwriadol.

Beth gellir ei wneud am MCI?

Os nad yw MCI yn glefyd nac yn ddementia, pam ydyn ni'n ei drafod o gwbl? Pam ydych chi'n darllen y llyfr hwn hyd yn oed?

Mae'r ymchwil ddiweddaraf yn dangos bod MCI yn effeithio ar lawer o bobl hŷn ac, yn bwysicach efallai, bod rhywun ag MCI yn fwy tebygol na'r cyfartaledd o gael diagnosis o ryw fath o ddementia yn y dyfodol agos. Fodd bynnag, mae'n anodd dod o hyd i'r ystadegau i ddangos cyfran y rhai sydd ag MCI sy'n mynd ymlaen i ddatblygu dementia. Mae hyn yn rhannol oherwydd bod amrywiadau yn yr hyn y mae'r arbenigwyr yn ei ystyried yn MCI (o ystyried nad yw'n ddiagnosis ynddo'i hun), ac yn rhannol oherwydd na fu llawer o astudiaethau yn chwilio am ffigurau hynny. Daeth un meta-ddadansoddiad o 41 astudiaeth i'r casgliad y byddai llai na hanner y rhai ag MCI yn mynd ymlaen i gael dementia hyd yn oed ar ôl 10 mlynedd.[2] Mae ymchwil arall yn awgrymu bod gan unigolion ag amhariad gwybyddol ysgafn (MCI) risg sylweddol uwch o ddatblygu dementia oherwydd clefyd Alzheimer.[3] Mae rhai meddygon yn credu bod tua thraean o'r rhai sydd ag MCI yn cael eu heffeithio gan feddyginiaeth neu salwch, ac y byddan nhw'n gwella'n llwyr ymhen amser.

Mae'n hysbys y gall MCI gael ei achosi gan lawer o bethau – adwaith i feddyginiaeth, haint difrifol, llygrydd atmosfferig, gwenwyno carbon monocsid, deffro'n sydyn o gwsg dwfn neu hyd yn oed (byddai rhai'n dadlau) pen mawr ar ôl ei gor-wneud hi'n yfed alcohol. Ond cyflwr dros dro yw'r MCI sy'n cael ei achosi gan unrhyw un o'r rhain. Byddem yn disgwyl i'r person yr effeithir arno adfer ei wybyddiaeth arferol ymhen amser. Yn y llyfr hwn rydyn ni'n trafod yn bennaf MCI nad oes ganddo achos amlwg ac sy'n ymddangos fel pe bai'n hirdymor ac yn gwaethygu'n raddol, neu o leiaf ddim yn gwella.

Yr hyn sy'n cael ei gredu a'i gydnabod yn gyffredinol yw bod gan bobl sydd â rhywfaint o amhariad gwybyddol, nad yw'n ddiagnosis o ddementia, 'gyfle' i gymryd camau i arafu (neu hyd yn oed o bosibl atal) unrhyw ddirywiad gwybyddol. Nid yw'r cyfle hwn ar gael ar ôl diagnosis o ddementia, ac mae'r rheswm am hyn yn syml.

Credir bod dementia go iawn yn datblygu dros gyfnod o flynyddoedd lawer (efallai hyd at 20 mlynedd neu fwy).[4] Os bydd celloedd yr ymennydd mewn rhan benodol o'r ymennydd yn marw, nid oes ffordd iddyn nhw adfywio. Ond mae'r ymennydd yn organ anhygoel. Wrth esbonio dementia yn fy sesiynau hyfforddi rwy'n aml yn dweud bod yr hyn sy'n digwydd yn debyg i'r profiad o yrru o amgylch tref. Os yw ffordd ar gau (efallai oherwydd gwaith ffordd), bydd traffig yn cael ei ddargyfeirio i lwybr gwahanol. Os ydych chi'n dilyn y llwybr hwn a'i fod yn brysur, er enghraifft, oherwydd damwain, efallai y byddwch chi'n troi oddi ar y llwybr ac yn dilyn ffordd gefn, ac os ydych chi'n adnabod yr ardal, byddwch yn dod o hyd i'r ffordd i'ch cyrchfan trwy gymryd cyfres o ddargyfeiriadau nad ydyn nhw'n llwybr uniongyrchol, ond sydd yn eich tywys i'r lle cywir yr un fath.

Pan fydd rhannau o'r ymennydd yn cael eu niweidio, efallai y bydd angen i'r prosesau meddwl, cynllunio a gweithredu gymryd llwybr hwy na'r ffordd uniongyrchol, ac mae'r ymennydd yn dda iawn am ddefnyddio dargyfeiriadau o'r fath i gyrraedd y lle cywir. Gan amlaf, nid ydym yn ymwybodol o'r broses 'ddargyfeirio' hon. Fodd bynnag, mae yna ben draw i hyn. Rydw i bob amser yn egluro bod symptomau dementia yn ymddangos pan fydd yr ymennydd wedi rhedeg allan o'i stôr o 'lwybrau amgen'. Nid yw'r ymennydd bellach yn gallu dod o hyd i'w ffordd i'r gyrchfan, hyd yn oed wrth ddefnyddio dargyfeiriadau. Dyna pam nad yw pobl â dementia yn gallu cyflawni gweithgareddau bywyd bob dydd. Erbyn y cam hwn, ni fydd unrhyw gamau adferol yn effeithiol wrth adfer gwybyddiaeth bellach, er y gall

Therapi Ysgogi Gwybyddiaeth (CST) a'r amrywiol 'gyffuriau cof' arafu dirywiad (gweler tt. 195–6).

Dychmygwch eich bod chi wedi dod yn ymwybodol o broblemau gwybyddol (neu efallai bod rhywun sy'n agos atoch wedi tynnu sylw atyn nhw) a'ch bod wedi trafod hyn gyda'ch meddyg. Maen nhw wedi cynnal y profion perthnasol ac efallai eich bod wedi cael eich cyfeirio at ymgynghorydd sydd wedi rhoi 'prawf cof' safonol i chi a hyd yn oed wedi trefnu sgan o'ch ymennydd o bosibl. Pan fydd canlyniadau'r profion hyn yn cael eu coladu, mae'ch meddyg yn dweud wrthych nad oes 'tystiolaeth' o ddementia a bod gennych 'amhariad gwybyddol ysgafn'.

Efallai y byddwch chi'n gofyn beth gallwch chi ei wneud i helpu'ch hun yn y sefyllfa hon. Mae'n annhebygol y cewch chi unrhyw gyngor heblaw'r cyngor iechyd cyffredinol ehangaf, a chewch eich cynghori i ddychwelyd i weld y meddyg os byddwch yn poeni am y mater yn y dyfodol.

Os mai dyma'ch sefyllfa, mae'r llyfr hwn wedi'i ysgrifennu ar eich cyfer chi.

Neu dychmygwch eich bod wedi bod yn poeni am eich gwybyddiaeth ond heb siarad â meddyg. Yn hytrach, rydych chi wedi bod yn ymchwilio i'r mater (defnyddio'r rhyngrwyd neu lyfr cyfeirio), yn siarad â'ch anwyliaid ac wedi dod i'r casgliad nad oes gennych chi ddementia; yn syml, rydych chi'n 'heneiddio' ac yn arafu. Rydych chi nawr efallai'n meddwl tybed allwch chi gymryd unrhyw gamau adfer i atal unrhyw ddirywiad pellach.

Mae'r llyfr hwn wedi'i ysgrifennu ar gyfer pobl yn eich sefyllfa chi.

Er nad ydyn ni'n gwybod beth sy'n achosi dementia, rydyn ni'n gwybod bod nifer o 'ffactorau risg' sy'n ei wneud yn fwy tebygol. Oherwydd nad ydyn ni'n gwybod beth yw gwir achos dementia, nid ydym chwaith yn gwybod a fydd mynd i'r afael ag unrhyw un o'r ffactorau risg hysbys yn ei atal. Serch hynny, mae'n gwneud synnwyr ceisio mynd i'r afael â ffactorau risg hysbys a gwneud newidiadau i'n ffordd o fyw a allai helpu ein gwybyddiaeth. Rydyn ni'n gwybod fod rhai pobl yn 'gwella' o MCI, ac os oes modd i ni gynyddu'n siawns o wella, onid y peth synhwyrol fyddai rhoi cynnig arni?

Mae nifer o 'ffactorau risg' ar gyfer dementia, ac mae'r rhain yn cynnwys lefelau isel o addysg, rhai ymddygiadau cymdeithasol a ffactorau ffordd o fyw, clefyd cardiofasgwlaidd, afiechydon fel diabetes math 2, rhai anafiadau i'r pen a strôc, a maeth gwael, yn ogystal â rhai afiechydon penodol sy'n brin. Gallwn fynd i'r afael â rhai o'r ffactorau risg hyn, ond nid pob un. Er enghraifft, allwn ni ddim gwarantu na fyddwn ni byth yn dioddef anaf i'r pen neu drawiad ar y galon, ond gallwn gymryd camau i wella ein hiechyd cardiofasgwlaidd ac i warchod ein hunain rhag datblygu diabetes sy'n dechrau mewn oedolion (math 2).

Ym mhenodau diweddarach y llyfr hwn byddwn yn edrych ar rai o'r ffactorau risg ac yn dysgu sut gallwn ni gymryd camau i fynd i'r afael â nhw. Bydd penodau eraill yn ystyried cymhorthion cof a all ein helpu i reoli problemau cof gwael neu wybyddiaeth wael, a ffactorau y credir eu bod o fudd i wybyddiaeth ac sy'n ein cadw rhag datblygu dementia.

Nid oes modd rhagweld popeth mewn bywyd, felly bydd rhai penodau yn y llyfr hwn yn eich helpu i edrych ar gamau ymarferol y gallech eu cymryd i gynllunio ar gyfer y dyfodol os bydd eich gwybyddiaeth yn gwaethygu a – rhag ofn – beth gallwch chi ei wneud os byddwch chi'n cael diagnosis o ddementia yn y pen draw. Mae awgrymiadau a chyngor hefyd ar gael i'r rhai sy'n helpu rhywun sydd ag MCI neu'n gofalu am rywun sydd â dementia cyfnod cynnar. Mae rhestr o adnoddau a sefydliadau, cymorth a chefnogaeth, ar ddiwedd y llyfr ym Mhennod 10.

Er mwyn gwneud y llyfr hwn mor ddefnyddiol â phosibl i chi, ac er mwyn i chi allu dod o hyd i'r wybodaeth mae ei hangen arnoch heb dwrio trwy wybodaeth sy'n amherthnasol i chi ar hyn o bryd, bydd yna rywfaint o ailadrodd mewn gwahanol benodau. Felly os mai help a gwybodaeth am un pwnc yn unig mae eu hangen arnoch i ddechrau – cymhorthion cof, er enghraifft – gallwch fynd yn syth i'r adran honno o'r llyfr a dod o hyd i'r wybodaeth angenrheidiol, ynghyd â chyfeiriadau at agweddau perthnasol eraill. Nid oes rhaid i chi ddarllen y llyfr cyfan i ddod o hyd i'r cyngor angenrheidiol.

Ar y llaw arall, os ydych chi am ddysgu mwy am wybyddiaeth ac MCI yn gyffredinol, yna bydd darllen y llyfr o glawr i glawr yn rhoi cefndir cyffredinol da i chi a byddwch yn gallu ymchwilio'n fanylach gyda chymorth y cyfeiriadau sydd ar ddiwedd pob pennod.

Yn anad dim, llyfr 'hunangymorth' yw hwn i fod. Bydd y llyfr yn ddefnyddiol i weithwyr iechyd proffesiynol sy'n gweithio gyda'r henoed neu unrhyw un sydd ag MCI, ond dylai fod yn llyfr hwylus hefyd i'r darllenydd cyffredin sydd am helpu ei hun a chael gwybodaeth nad yw ar gael yn hawdd mewn apwyntiad byr gyda'r meddyg.

Rydw i wedi ceisio osgoi 'jargon' technegol neu dermau meddygol cymhleth a chadw'r testun yn glir, gan gofio os oes gennych chi 'amhariad gwybyddol ysgafn (MCI)', mai'r peth olaf y bydd arnoch chi ei eisiau yw esboniadau hir neu frawddegau cymhleth.

Er mwyn gwneud pethau'n fwy eglur byth, mae pob pennod yn cynnwys rhestr o 'bwyntiau allweddol' fel y gallwch ddod o hyd i'r hyn mae ei angen arnoch a chanolbwyntio arno.

Pwyntiau allweddol

- Nid yw MCI yn glefyd nac yn gyflwr meddygol.
- Nid dementia yw MCI ac nid yw o reidrwydd yn arwain at ddementia.
- Mae yna lawer o bethau sy'n achosi MCI, ac nid ydym yn gwybod beth yw pob un ohonyn nhw eto.
- Gall pobl sydd ag MCI barhau i wneud pethau'n ddigon da i fyw'n annibynnol.
- Mae llawer o bobl sydd ag MCI yn ymwybodol o'u problemau ac eisiau helpu eu hunain.
- Y nod yw bod y cyngor yn y llyfr hwn yn benodol ac yn ymarferol.

Ôl-nodiadau

1 Gweler, er enghraifft, Jordan, M. (2014) *The Essential Carer's Guide to Dementia*. London: Hammersmith Health Books.

2 Mitchell, A.J. a Shiri-Feshki, M. (2009) 'Rate of progression of mild cognitive impairment to dementia – Meta-analysis of 41 robust inception cohort studies.' *Acta Psychiatrica Scandinavica*, 3 Mawrth. Ar gael yn https://doi.org/10.1111/j.1600-0447.2008.01326.x

3 Korolev, I.O., Symonds, L.L. a Bozoki, A.C. (2016) 'Predicting progression from Mild Cognitive Impairment to Alzheimer's Dementia using clinical, MRI, and plasma biomarkers via probabilistic pattern classification.' *PLoS One* 11, 2, e0138866.

4 Petersen, R.C. (2009) 'Early diagnosis of Alzheimer's disease: Is MCI too late?' *Current Alzheimer Research* 6, 4, 324–330.

Pennod 2

Materion ymarferol

Byddai'n werth chweil i bobl hŷn, ag amhariad gwybyddol ysgafn (MCI) neu beidio, ystyried rhai camau ymarferol i ddiogelu eu sefyllfa ariannol a'u lles yn y dyfodol. Byddai pob un ohonom ni'n hoffi meddwl y gallen ni barhau i reoli ein materion personol tan ddiwedd ein hoes, na fyddwn yn 'faich' ar ein plant nac ar ein ffrindiau, y byddwn yn parhau i fwynhau'r ffordd o fyw o'n dewis a chymryd rhan mewn gweithgareddau rydyn ni'n eu mwynhau ar hyn o bryd. Yn anffodus, nid felly fydd hi i rai ohonom. Mae heneiddio a mynd yn fwyfwy eiddil yn un o ffeithiau bywyd i'r mwyafrif, ac mae colli'r gallu i reoli ein harian a gwneud penderfyniadau ffordd o fyw yn digwydd yn ddigon aml fel bod meddwl am y dyfodol yn ddoeth.

Mae llawer o bobl yn osgoi meddwl am faterion anodd fel eiddilwch, dirywiad gwybyddol a marwolaeth oherwydd eu bod yn bethau anodd a digalon i'w hystyried. Ond mae yna ochr bositif i roi sylw i'r materion hyn. Trwy wneud ewyllys, er enghraifft, rydych chi'n sicrhau bod eich buddiolwyr yn etifeddu yn unol â'ch dymuniad: drwy wneud atwrneiaeth (POA), rydych chi'n sicrhau y bydd eich materion ariannol, iechyd a lles yn y dyfodol, os oes angen, yn cael eu rheoli gan rywun rydych chi'n ymddiried ynddo; trwy ystyried eich opsiynau meddygol, gallwch fynegi'ch dymuniadau'n glir ar gyfer y dyfodol; a thrwy fynd i'r afael â'r holl faterion hyn mewn da bryd, gallwch roi tawelwch meddwl i chi eich hun am y dyfodol a gallu mwynhau'r presennol heb ofid.

Rydw i wedi clywed pobl yn dweud yn aml y byddan nhw'n rhoi sylw i'r materion hyn 'pan fydd yr amser yn iawn' neu 'pan fydd angen', ond os byddwch chi'n cael amhariad gwybyddol ac yn colli eich 'galluedd meddyliol', fyddwch chi ddim yn cael eich ystyried yn ddigon abl i roi atwrneiaeth i rywun arall mwyach, ac mae'n bosibl yr ystyrir nad oes gennych chi alluedd i wneud ewyllys. Mae'r gyfraith yn mynnu bod rhywun sy'n gwneud ewyllys neu'n rhoi atwrneiaeth dros ei faterion i rywun arall yn gallu deall yn wybyddol yr hyn y mae'n ei wneud. Felly os oes gennych chi MCI a heb wneud ewyllys neu ystyried pwy fydd yn rheoli pethau ar eich rhan os na fyddwch chi'n gallu gwneud hynny mwyach, dyma'r amser i chi fynd i'r afael â'r peth.

Pwy ydych chi'n ymddiried ynddo?

Mae gwneud ewyllys, trefnu atwrneiaeth neu ystyried penderfyniadau iechyd yn adegau da i ystyried pwy ydych chi'n barod i ymddiried ynddo o blith eich teulu, ffrindiau a pherthnasau. Cofiwch, pan fyddwch yn rhoi atwrneiaeth i rywun, rydych chi'n rhoi'r pŵer iddyn nhw wneud penderfyniadau am eich materion ariannol, eich iechyd a'ch lles os na fyddwch chi'n gallu gwneud y penderfyniadau hyn eich hun. Efallai nad yn achos dementia yn unig y bydd sefyllfa o'r fath yn codi. Er enghraifft, os ydych chi'n cael damwain neu'n mynd yn sâl ac yn methu â mynegi eich dymuniadau, bydd gan rywun ag atwrneiaeth y pŵer i weithredu ar eich rhan. Os ydych chi'n bwriadu gwneud atwrneiaeth arhosol (LPA), mae'n gyfle da i gael trafodaethau gonest gyda'ch teulu. Mae'n bosibl eich bod o dan yr argraff fod pawb yn gytûn am yr un pethau, fel adfywio neu hunanladdiad cynorthwyedig, neu gartrefi gofal preswyl, ond unwaith y byddwch chi'n dechrau siarad am y pynciau hyn, mae'n bosibl y cewch eich synnu. Efallai y byddai aelod o'r teulu yn cyflawni eich dymuniadau mewn perthynas ag unrhyw rai o'r materion hyn, hyd yn oed os nad yw'n cytuno â chi, ond mae hefyd yn bosibl na fyddai'n teimlo y gallai wneud hynny. Mae'n bwysig dod i wybod beth yw teimladau rhywun ymlaen llaw ac a fydden nhw'n teimlo y gallen nhw weithredu yn y ffordd y byddech chi'n ei dewis.

Mae llawer o bobl yn rhoi atwrneiaeth i blentyn neu blant heb feddwl rhyw lawer am y peth oherwydd eu bod yn tybio mai dyna sy'n rhaid iddyn nhw ei wneud neu mai dyna'r peth gorau i'w wneud. Ond mae'r atwrneiaeth yn cael ei rhoi yn hytrach na'i thybio – rydych chi'n dewis pwy yr hoffech weld yn cael yr atwrneiaeth, er y gall rhywun wrthod ei derbyn. Pan fydd rhywun sydd heb roi atwrneiaeth yn methu â rheoli ei faterion mwyach, mae yna broses gyfreithiol sy'n cael ei rheoli gan y Llys Gwarchod. Bydd y Llys yn penodi rhywun – sef 'dirprwy' – i reoli materion y person sy'n methu â'u rheoli ei hun. Aelod o'r teulu neu ffrind agos fydd y person hwn gan amlaf, ond gall y Llys ddewis penodi rhywun arall, fel cyfreithiwr. Felly, fel y gwelwch chi, mae'n werth chweil ystyried yn ofalus pwy fyddech chi'n ei ddewis i wneud penderfyniadau ar eich rhan.

Perthnasoedd teuluol estynedig

Mae teuluoedd yn tueddu i fod yn fwy cymhleth nawr nag oedden nhw yn y gorffennol, gydag ysgariad ac ailbriodi unwaith neu fwy nag unwaith yn fwy cyffredin, ac mae teuluoedd yn fwy tebygol o gynnwys llys-berthnasoedd. Un o'r sefyllfaoedd trist rydw i wedi dod ar ei draws yn fy ngwaith yw lle mae pobl wedi anghofio gwneud newidiadau i ewyllysiau ac atwrneiaethau ar ôl i berthynas newid. Nid yw llawer o bobl yn ymwybodol bod priodi eto yn dirymu ewyllys a wnaed yn flaenorol, er enghraifft, ac mae cymhlethdodau'n codi os oes penderfyniad ymlaen llaw yn cael ei wneud yn ogystal ag atwrneiaeth arhosol (gweler isod). Gall anghytundebau godi o fewn teuluoedd am nad yw penderfyniadau a wnaed yn y gorffennol am faterion ariannol neu les wedi cael eu diweddaru.

Felly, mae'n bwysig eich bod yn adolygu unrhyw benderfyniadau ariannol ac am ffordd o fyw a'r dogfennau perthnasol yn rheolaidd. Efallai y bydd rhywun sydd wedi priodi eto yn dymuno rhoi atwrneiaeth i'w briod newydd, er enghraifft. Gellir newid neu ganslo atwrneiaeth arhosol, ond mae'n rhaid i chi gofio gwneud hyn.[1]

Ewyllysiau

Bydd pobl yn aml yn osgoi ysgrifennu ewyllys am ei fod fel pe bai'n rhywbeth annifyr i'w wneud. Mae pobl hefyd yn aml o dan yr argraff y bydd popeth yn mynd yn awtomatig i'w priod neu eu plant neu eu perthynas agosaf os na fyddan nhw'n gwneud ewyllys. Ond nid yw hyn yn wir. Os bydd rhywun yn marw heb wneud ewyllys, mae meini prawf llym yn y gyfraith ynglŷn â sut y caiff unrhyw ystâd y mae'n ei gadael ei rhannu, ac efallai nad dyna sut y byddai'r person wedi dewis ei rhannu. Mae hyn yn arbennig o wir os yw rhywun wedi priodi eto ar ôl profedigaeth neu ysgaru, neu os nad yw rhywun yn briod â'i gymar presennol.

Er mwyn i ewyllys fod yn ddilys, rhaid iddo gael ei wneud gan rywun sydd o gwmpas ei bethau. Os bydd rhywun yn datblygu dementia, nid yw hynny yn golygu nad oes ganddo'r gallu i wneud ewyllys, ond gallai fod yn anoddach iddo brofi ei fod yn deall goblygiadau'r hyn y mae'n ei wneud.

Os oes gennych chi MCI a heb wneud ewyllys eto, mae nawr yn amser da i chi ystyried gwneud hynny. Trwy wneud ewyllys gallwch wneud y canlynol:

- Sicrhau bod eich dymuniadau am unrhyw etifeddiaeth yn glir.
- Helpu'ch teulu mewn cyfnod o ofid i gyflawni eich dymuniadau.
- Symleiddio'r broses o weinyddu'ch ystad ar ôl eich marwolaeth.

Gallai'r weithred o ysgrifennu ewyllys hefyd eich helpu i grisialu'ch teimladau eich hun am berthnasau ac unrhyw deulu estynedig, a'ch helpu i wynebu'r dyfodol yn hyderus.

Nid oes rhaid i gyfreithiwr lunio ewyllys. Gallwch ei hysgrifennu ar unrhyw ddalen blaen o bapur neu gallwch ddefnyddio 'ffurflen ewyllys' sydd ar gael gan werthwyr deunyddiau ysgrifennu. Mae hyd yn oed gwefannau lle gallwch ddefnyddio templed i ysgrifennu'ch ewyllys a lawrlwytho'r ddogfen orffenedig.[2] Fodd bynnag, os yw eich sefyllfa'n gymhleth o gwbl, mae'n well cael arbenigwr i lunio'r ddogfen ewyllys. Yn aml mae gan gyfreithwyr 'gynigion arbennig' am gyfnodau cyfyngedig pan fydd y gost o lunio ewyllys yn rhatach, a gall hyn fod yn wir hefyd os yw'r arian yn cael ei roi i elusen. Felly peidiwch ag osgoi mynd ati am eich bod yn meddwl na allwch ei fforddio.

Mae'n rhaid cael 'ysgutor' i'r ewyllys, rhywun a fydd yn sicrhau bod cyfarwyddiadau'r ewyllys yn cael eu cyflawni. Gall fod yn gyfreithiwr neu'n fanc neu'n unrhyw un rydych chi am ei enwi. Mae'n eithaf cyffredin i wŷr a gwragedd benodi ei gilydd a gall hyn helpu i wneud bywyd yn haws, ond os oes gan y naill bartner MCI neu risg uchel o ddatblygu dementia, gallai fod yn fwy synhwyrol penodi rhywun arall. Cofiwch, os ydych chi'n penodi banc neu gyfreithiwr i fod yn ysgutor, y byddan nhw'n codi ffi, a gallai hyn lyncu swm sylweddol o unrhyw etifeddiaeth rydych chi am ei gadael i'ch teulu.

Pan fydd eich ewyllys wedi'i gwneud, ei llofnodi a'i thystio, gwnewch yn siŵr eich bod yn ei chadw mewn lle diogel a bod eich teulu'n gwybod ble i ddod o hyd iddi. Nid oes rhaid i chi ei chadw gyda chyfreithiwr neu fanc; yn wir, efallai y byddan nhw'n codi ffi am gadw'r ewyllys yn ddiogel.

Atwrneiaeth

Mae llunio atwrneiaeth yn golygu bod rhywun (y 'rhoddwr') yn rhoi'r pŵer i rywun arall (y 'twrnai') reoli ei faterion. Yn Lloegr mae gan atwrneiaeth arhosol ddwy ran: 'materion ariannol ac eiddo' ac 'iechyd a lles'. Gallwch roi atwrneiaeth ar gyfer y naill neu'r llall neu ar gyfer y ddau. Mae hyn yn golygu y gallwch ddewis rhoi'r pŵer i reoli eich materion ariannol ac eiddo a/neu eich iechyd a'ch lles i rywun arall. Nid oes rhaid i chi roi atwrneiaeth ar gyfer y ddau, er y gallai cyfreithiwr neu gynghorydd arall awgrymu y byddai'n well i chi wneud hynny.

Mae llawer o bobl yn amharod i roi atwrneiaeth i rywun arall am eu bod yn ofni y byddan nhw'n colli rheolaeth dros y rhannau hyn o'u bywyd. Fodd bynnag, mae'n bwysig cofio na all neb weld y dyfodol. Mae'n bosibl y gallai damwain neu salwch ei gwneud yn amhosibl i chi ddelio â'r materion hyn eich hun, a phe bai hyn yn digwydd, byddai'r rhan fwyaf o bobl am feddwl y byddai rhywun dibynadwy yn rheoli pethau yn y ffordd y bydden nhw eisiau iddyn nhw gael eu rheoli. Mae rhoi atwrneiaeth i rywun rydych chi'n ymddiried ynddo yn un ffordd o sicrhau bod hyn yn digwydd.

Dylech ddewis rhywun rydych chi'n ymddiried ynddo i gael atwrneiaeth ar eich rhan, ond mae'n bwysig sicrhau eich bod yn nodi'ch dymuniadau yn glir. Os oes gennych chi deimladau cryf am sut mae'ch arian yn cael ei reoli neu am ba benderfyniadau sy'n cael eu gwneud am eich iechyd a'ch lles, mae'n bwysig eich bod yn cymryd yr amser i siarad â'ch twrnai – ac yn wir, â'ch teulu yn gyffredinol – am eich dymuniadau. Yn fy ngwaith, rydw i wedi clywed teuluoedd yn aml yn poeni a ydyn nhw'n 'gwneud yr hyn y byddai Mam ei eisiau' neu'n 'gwneud y dewis iawn i Dad' am nad oedden nhw erioed wedi cael sgyrsiau o'r fath.

Os ydych chi'n ceisio siarad â'ch teulu am y materion pwysig hyn a'u bod yn eich stopio ac yn awgrymu eich bod chi'n 'forbid' neu'n 'poeni'n ddiangen', byddwch yn gadarn a phwyswch arnyn nhw i eistedd i lawr a gwrando ar eich dymuniadau. Os na allwch wneud hyn, gallech ysgrifennu'ch teimladau a'ch dymuniadau a gwneud yn siŵr bod y nodiadau hyn yn cael eu cadw gyda'r atwrneiaeth fel bod gan y twrnai rywfaint o arweiniad pe bai angen hynny.

Os ydych chi'n poeni am roi atwrneiaeth, mae'n bosibl y bydd yn gysur i chi wybod bod yna reolau y mae'n rhaid i'ch twrnai eu dilyn:

- Rhaid i'r twrnai ddilyn unrhyw gyfarwyddiadau ac ystyried unrhyw ddewisiadau sydd wedi'u cynnwys yn yr atwrneiaeth arhosol (gallwch ysgrifennu cyfarwyddiadau penodol ar gyfer rhai materion).
- Rhaid i'r twrnai hefyd eich helpu i wneud eich penderfyniadau eich hun i'r graddau y bo hynny'n bosibl. Gallai hyn olygu rhoi esboniadau syml neu ddefnyddio lluniau neu ofyn i chi roi arwydd o'ch teimladau os nad ydych chi'n gallu siarad.
- Os bydd y twrnai yn gwneud unrhyw benderfyniadau, rhaid i'r rhain fod er eich budd pennaf[3] a rhaid iddyn nhw barchu eich hawliau dynol a'ch hawliau sifil.

Mae'r gweithdrefnau a'r rheolau ynghylch atwrneiaeth yn gymhleth, ac er y gallwch lunio eich atwrneiaeth eich hun (gallwch lawrlwytho'r ffurflen neu wneud cais am ffurflenni i'w llenwi drwy'r post), mae'n well gan lawer o bobl gael cyfreithiwr i wneud y gwaith ar eu rhan.[4]

Un peth i'w nodi: os ydych chi efallai wedi meddwl ymhell ymlaen llaw ac eisoes wedi trefnu atwrneiaeth barhaus (EPA), cofiwch y bydd hon yn dal i fod yn berffaith ddilys (bydd wedi'i llunio a'i llofnodi cyn Hydref 2007) ac nad oes rhaid i chi wneud atwrneiaeth arhosol newydd ar gyfer eich materion ariannol ac eiddo. Fodd bynnag, nid yw atwrneiaeth barhaus yn cynnwys unrhyw benderfyniadau iechyd a lles.

Mae angen cofrestru atwrneiaeth barhaus gyda Swyddfa'r Gwarcheidwad Cyhoeddus cyn y bydd yn ddilys. Mae atwrneiaeth barhaus yn ddilys i'w defnyddio cyn gynted ag y bydd wedi'i llofnodi a'i thystio, ond os byddwch yn colli'r gallu i reoli'ch materion (er enghraifft, os byddwch yn colli eich galluedd meddyliol), rhaid i'ch twrnai gofrestru'r atwrneiaeth barhaus gyda Swyddfa'r Gwarcheidwad Cyhoeddus.

Eiddo a chyllid

Mae atwrneiaeth arhosol sy'n cwmpasu materion ariannol ac eiddo yn golygu y gall eich twrnai reoli eich arian, talu eich biliau, rhedeg eich cyfrif banc, delio ag unrhyw fuddsoddiadau a thaliadau pensiwn a budd-daliadau, a delio â materion treth. Mae modd ei defnyddio cyn gynted ag y bydd wedi'i chofrestru, gyda'ch caniatâd.

Iechyd a lles

Mae atwrneiaeth arhosol ar gyfer iechyd a lles yn cynnwys penderfyniadau am driniaeth feddygol, ble rydych chi'n cael gofal a'r math o ofal a gewch, yn ogystal â phethau bob dydd fel eich deiet, sut rydych chi'n gwisgo a'ch trefn ddyddiol. Gellir ond ei ddefnyddio pan na allwch wneud eich penderfyniadau eich hun am y materion hyn.

Datganiadau ymlaen llaw a phenderfyniadau ymlaen llaw

Mae gan rai pobl deimladau cryf am ymyrraeth feddygol a gofal diwedd oes. Mae datganiad ymlaen llaw yn ffordd o nodi'ch dymuniadau yn glir i'r rhai sy'n gofalu amdanoch ac i staff meddygol. Mae'r datganiadau yn ymdrin â dewisiadau ar gyfer ymyriadau meddygol ac ymyriadau ffordd o fyw, a gellir cyfeirio atyn nhw os nad ydych bellach yn gallu (am ba reswm bynnag) trafod yr hyn yr hoffech i ddigwydd. Efallai y bydd meddygon a gweithwyr iechyd proffesiynol meddygol eraill yn ystyried eich dymuniadau os ydych chi wedi gwneud datganiad ymlaen llaw, ond nid ydynt yn gyfreithiol rwym i wneud hynny os nad ydyn nhw o'r farn bod eich dymuniadau er eich budd pennaf.

Mae penderfyniad ymlaen llaw yn wahanol gan ei fod yn nodi'ch dymuniadau am wrthod triniaeth cynnal bywyd o dan rai amgylchiadau; mae'n gyfreithiol rwymol yng Nghymru a Lloegr.

Gwneud datganiad ymlaen llaw

Gall unrhyw un wneud datganiad ymlaen llaw. Weithiau mae'r datganiad hwn yn cael ei alw'n 'ewyllys fyw' neu'n 'hanes dewis personol'. Bydd unrhyw un sy'n llenwi ffurflen 'Dyma Fi'[5] y gellir cyfeirio ati wrth fynd i'r ysbyty neu ofal preswyl yn cwblhau datganiad ymlaen llaw i bob pwrpas. Gall gynnwys dymuniadau am faterion domestig, cyllid, datgelu gwybodaeth, gofalu am anifeiliaid anwes domestig, materion maeth neu ddewisiadau meddygol. Y bwriad yw egluro'n glir beth yw eich dymuniadau a'ch dewisiadau rhag ofn na fyddwch yn gallu egluro'r rhain eich hun mwyach. Er enghraifft, gallech fod yn anymwybodol oherwydd salwch neu ddamwain, hwyrach na fyddwch yn gallu siarad ar ôl cael strôc, neu efallai y byddwch wedi drysu ac yn methu â bod yn benodol er y gallwch chi siarad.

Efallai y bydd rhywun sy'n osgoi bwydydd penodol eisiau egluro hyn fel na fydd yn cael prydau bwyd nad yw'n teimlo y gall eu bwyta. Efallai y bydd llysieuwyr neu feganiaid eisiau dweud hyn rhag ofn na fyddan nhw'n gallu dewis eu deiet oherwydd un o'r rhesymau a nodir uchod. Os yw lles anifail anwes penodol yn bwysig iawn i chi a bod gennych drefniadau ar waith i ofalu amdano pan na fyddwch yn gallu gwneud hynny mwyach, gallwch nodi hyn yn glir mewn datganiad ymlaen llaw. Os yw ffrind neu berthynas agos yn ymwybodol o'ch dymuniadau, efallai y byddwch am nodi mai dyna'r person y dylai gweithwyr iechyd proffesiynol drafod penderfyniadau meddygol gydag ef neu hi ar eich rhan. Os oes gennych ffobia neu ofn y dylid ei ystyried pan fydd eraill yn gofalu amdanoch, nodwch hynny'n glir mewn datganiad ymlaen llaw neu ewyllys byw.

Gall datganiad ymlaen llaw fod o gymorth mawr i'r rhai sydd o'ch cwmpas os na allwch wneud eich penderfyniadau eich hun, neu esbonio'ch anghenion a'ch dymuniadau, am ba reswm bynnag. Cofiwch, fodd bynnag, nad yw gweithwyr iechyd proffesiynol yn gyfreithiol rwym i weithredu mewn modd penodol ac efallai y byddan nhw'n dewis peidio â chyflawni eich dymuniadau ynglŷn â thriniaeth os yw hynny'n mynd yn groes i'w barn broffesiynol.

Gwneud penderfyniad ymlaen llaw

Enw arall am benderfyniad ymlaen llaw yw 'penderfyniad ymlaen llaw i wrthod triniaeth' (ADRT), sy'n dynodi ei fod yn ddatganiad ysgrifenedig o'ch dymuniadau i wrthod triniaeth benodol mewn sefyllfa benodol. Os byddwch chi'n gwneud penderfyniad o'r fath, rydych chi'n sicrhau bod pawb yn gwybod pa driniaethau nad ydych chi am eu cael os na fyddwch chi'n gallu gwneud eich penderfyniadau eich hun am hynny yn y dyfodol. Mae'n caniatáu i chi nodi'n benodol yr amodau lle byddwch chi'n gwrthod triniaeth sy'n cynnal bywyd. Er enghraifft, efallai y byddwch yn dweud nad ydych chi am gael bwyd neu hylifau yn artiffisial os nad oes gobaith rhesymol o wella.

Nid oes hawl defnyddio penderfyniad ymlaen llaw i ofyn am rywbeth sy'n anghyfreithlon – er enghraifft, ewthanasia – ac ni ellir ei ddefnyddio i wrthod camau sydd â'r bwriad o gynnig cysur, fel lleddfu poen neu gynhesrwydd neu fesurau hylendid. Mae'n werth nodi hefyd nad yw penderfyniad ymlaen llaw yn caniatáu i chi ddweud pa driniaeth benodol yr hoffech ei chael – pa driniaeth y gallwch ei gwrthod yn unig. Mae'n rhaid ei eirio'n benodol iawn a rhaid iddo fodloni gofynion penodol a nodir yn Neddf Galluedd Meddyliol 2005.

Os ydych chi'n datgan eich dymuniadau ar lafar, mae hwn yn benderfyniad ymlaen llaw, ond mewn rhai sefyllfaoedd mae'r gyfraith yn dweud bod yn rhaid iddo gael ei wneud yn ysgrifenedig. Er enghraifft, mae'n rhaid i benderfyniad ymlaen llaw i wrthod triniaeth i'ch cadw'n fyw (triniaeth sy'n cynnal bywyd), fel ailgychwyn eich calon (adfywio) neu gael eich rhoi ar beiriant anadlu:

- gael ei wneud yn ysgrifenedig
- gael ei lofnodi gennych chi (neu os na allwch lofnodi, gallwch ofyn i rywun sydd gyda chi ei lofnodi)
- gael ei dystio.

Rhaid iddo ddweud yn union pa driniaeth rydych chi am ei gwrthod ac ym mha sefyllfa. Mae hyn oherwydd efallai y byddwch eisiau gwrthod triniaeth mewn sefyllfa benodol ond nid mewn sefyllfa arall. Rhaid iddo hefyd gynnwys datganiad fel, 'Rwy'n gwrthod y driniaeth hon, hyd yn oed os yw fy mywyd yn y fantol o ganlyniad', i'w wneud yn gyfreithlon.

Un peth i'w nodi: os byddwch yn gwneud penderfyniad ymlaen llaw i wrthod triniaeth ac yna'n rhoi atwrneiaeth yn ddiweddarach i rywun sy'n cynnwys yr awdurdod i dderbyn neu wrthod triniaeth ar eich rhan, ni fydd y penderfyniad ymlaen llaw yn ddilys mwyach. Os oes gennych chi deimladau cryf am wrthod triniaeth achub bywyd, dylech fod yn ymwybodol o hyn a sicrhau bod eich twrnai yn ymwybodol o hyn hefyd.

Symud tŷ

Mae'r pwnc hwn yn cael ei drafod yn fanylach ym Mhennod 7. Un sefyllfa rydw i wedi dod ar ei thraws yn aml yn fy ngwaith yw lle mae aelodau iau o'r teulu o'r farn y dylai rhywun y maen nhw'n gofalu amdano symud tŷ neu symud i ofal preswyl oherwydd eu bod yn ei chael hi'n anodd rhoi cymorth pan fo angen. Dywedodd un mab wrth ei fam, 'Bydd yn rhaid i ti symud oherwydd dwi'n byw yn rhy bell i ffwrdd. Os oes gen ti i broblem, mae'n anodd i fi ddod draw i helpu.' Meddyliwch sut roedd y fam yn teimlo. Ni chafwyd trafodaeth am unrhyw fesurau cymorth amgen y gellid eu rhoi ar waith. Dywedodd wrtha' i ei bod yn teimlo mai'r unig beth oedd yn bwysig i'w mab oedd yr hyn oedd yn gyfleus iddo, ac nad oedd yr ymdrech gorfforol galed o symud ynghyd â cholli ei holl rwydweithiau cymorth cyfarwydd o ddiddordeb iddo.

Gyrru

Mae yna reolau ynglŷn â bod â thrwydded yrru.[6] Nid oes gorfodaeth ar rywun sydd ag MCI i ddweud wrth y DVLA (Asiantaeth Trwyddedu Gyrwyr a Cherbydau) am hyn, ond dylech ystyried yn ofalus a ydych chi'n teimlo'n gymwys i barhau i yrru. Byddai'r rhan fwyaf ohonom yn teimlo ein bod yn colli cryn dipyn o'n hannibyniaeth pe na bai modd i ni yrru mwyach, er bod pethau eraill i'w hystyried:

- Ydych chi'n teimlo'n hyderus wrth yrru? Mae llawer o bobl yn yrwyr nerfus iawn a byddai'n well ganddyn nhw beidio â gyrru mewn gwirionedd, yn enwedig ar ffyrdd anghyfarwydd. Os nad ydych chi'n teimlo'n hyderus wrth yrru, yna nid yw gyrru yn mynd i gynyddu'ch annibyniaeth mewn gwirionedd.
- Ydych chi'n siŵr bod eich golwg yn ddigon da i'ch gwneud chi'n yrrwr diogel? Os yw eich optometrydd wedi awgrymu na ddylech yrru, dylech gymryd sylw o hyn.
- Oes gennych chi gyflyrau corfforol eraill sy'n cyfyngu ar eich gallu i symud o gwmpas? Er enghraifft, ydych chi'n gallu troi eich pen yn hawdd i edrych dros eich ysgwydd os ydych chi'n gyrru am yn ôl?
- Ydych chi'n hyderus wrth ddod o hyd i'ch ffordd o gwmpas? Mae mwy a mwy o bobl yn dibynnu ar 'sat nav' i'w helpu i ddod o hyd i'r ffordd, ac er eu bod yn ddyfeisiau defnyddiol iawn, dylech deimlo o hyd y gallwch ganfod eich ffordd trwy ddarllen arwyddion ffordd os oes angen. Gall pethau syml fel gwaith ffordd a dargyfeiriadau olygu efallai na fydd y llwybr sy'n cael ei argymell gan y sat nav bob amser yn

gweithio, ac ni fydd bob amser yn dweud wrthych am ffyrdd cul neu lwybrau anodd y dylech eu hosgoi.

Efallai y bydd meddwl am ildio'ch trwydded yrru y tu hwnt i chi i ddechrau, ond mae yna bob math o ddewisiadau eraill heblaw gyrru eich hun. Er enghraifft, efallai y bydd aelod arall o'r teulu yn fodlon gyrru pan fyddwch chi'n mynd allan. Mae trafnidiaeth gyhoeddus y trefi fel arfer yn dda iawn ac mae pobl hŷn yn cael teithio ar fysiau yn rhad ac am ddim pan nad yw'n oriau brig. Gall teithio ar drên, hefyd, fod yn gyfleus iawn, a gall pobl hŷn gael 'cardiau rheilffordd' i deithio'n rhatach.

Mae rhagor o wybodaeth am yrru a dewisiadau amgen ym Mhennod 4.

Meddwl am gartrefi gofal ac opsiynau eraill

Mae fy sylwadau uchod hefyd yn berthnasol i bwnc anodd cartrefi gofal a gofal preswyl. Mae'r rhan fwyaf ohonom yn gobeithio na fydd y sefyllfa pan fydd angen ein 'rhoi mewn cartref' byth yn codi. Yn fy ngwaith rydw i wedi dod ar draws llawer o bobl sydd wedi gwneud i'w perthnasau addo na fyddan nhw byth yn eu 'rhoi mewn cartref', ac rydw i wedi gorfod cefnogi llawer o berthnasau y bu'n rhaid iddyn nhw wynebu'r penderfyniad i fynd ar drywydd yr opsiwn gofal preswyl, a hynny'n anfoddog iawn. Yn gyffredinol, rwy'n cynghori teuluoedd i fod yn ofalus ynglŷn ag unrhyw addewidion y maen nhw'n eu gwneud. Mae yna adegau pan mai cartref gofal preswyl neu gartref nyrsio yw'r unig opsiwn neu'r opsiwn gorau, a gall fod yn anodd byw gydag euogrwydd torri addewid.

Yn hytrach na gorfodi'ch teulu i wneud addewid na fydd modd iddyn nhw ei gadw o bosibl, beth am gymryd camau i sicrhau y gellir bodloni'ch dymuniadau? Yn gyntaf, gallwch wneud cynlluniau ariannol ar gyfer eich opsiynau gofal. Efallai na fyddwch yn bodloni'r meini prawf ar gyfer cymorth ariannol gan y wladwriaeth ar gyfer ffioedd cartrefi gofal ac efallai y bydd yn rhaid i chi ystyried cynllun ariannol ar gyfer hyn. Mae cynlluniau o'r fath yn gymhleth a byddai'n werth chweil i chi ofyn am gyngor arbenigwr. Gall cost cyngor arbenigol dalu ar ei ganfed os yw'n rhoi tawelwch meddwl i chi am y mater. Efallai y byddwch hefyd yn gallu trefnu eich arian fel y gallwch dalu am ofal 'gofalwr sy'n byw gyda'r cleient' fel na fydd angen i chi ystyried gofal preswyl.

Yn ail, yn hytrach na gwrthod hyd yn oed ystyried y posibilrwydd o ofal preswyl, efallai mai'r hyn sydd ei angen yw penderfynu beth sy'n bwysig i chi am eich ffordd o fyw a beth fyddai'n eich gwneud chi'n hapusach i dderbyn yr opsiwn hwn. Er enghraifft, efallai y byddwch yn trafod pa gymorth y gall aelodau'ch teulu ei roi i chi neu y gallen nhw ei roi i chi yn y dyfodol. Cofiwch, mae'n bosibl y bydd gennych chi a'ch teulu farn wahanol am eich gallu i ymdopi â throeon bywyd. Bydd eich teulu – yn enwedig eich plant – yn gweld pethau o safbwynt iau, mwy egnïol, ac efallai y byddan nhw o'r farn (er enghraifft) fod defnyddio prydau parod i'w coginio/oeri yn hytrach na choginio'n ffres yn ddewis gwael. Fodd bynnag, os na fyddwch chi'n gallu coginio eich prif bryd mwyach, efallai y byddwch yn penderfynu bod pryd o fwyd parod wedi'i ddadmer a'i ailgynhesu yn dderbyniol. Efallai y bydd gofalwyr teuluol iau yn meddwl bod eich arferion cadw tŷ yn wael ac nad oes modd i chi ofalu am eich cartref yn iawn mwyach. Mae'n bosibl eich bod chi'n teimlo bod eu safonau nhw'n annerbyniol o uchel, ond mae'n well trafod rhywbeth fel hyn ac efallai ystyried cyflogi glanhawr unwaith yr wythnos yn hytrach na wynebu beirniadaeth ddiddiwedd am rywbeth dibwys yn eich barn chi. Hwyrach y bydd eich plant yn teimlo na allwch chi ymdopi â'ch siopa yn iawn mwyach, a chithau o'r farn, gydag ychydig o gymorth – lifft i'r siopau efallai a rhywfaint o help i gario'r nwyddau trwm – y gallech barhau i fod yn annibynnol. Mewn achos o'r fath, efallai y gallech ofyn i rywun greu archeb fisol ar-lein i'w danfon i'r tŷ, a fyddai'n cynnwys yr eitemau trwm, fel y byddai taith gerdded fer i'r siopau bob rhyw ddeyddydd yn golygu y gallech barhau i ymdopi â'r gweddill. Gall camau bach fel hyn, os ydyn nhw'n cael eu trefnu'n ofalus a'u derbyn yn raslon, wneud y gwahaniaeth rhwng 'ymdopi' ac 'angen' mynd i gartref.

Yn drydydd, beth am wynebu'r posibilrwydd – pa mor annhebygol bynnag – y gallai fod angen gofal preswyl arnoch rywbryd yn y dyfodol? Meddyliwch yn ofalus am eich hoff bethau a'ch cas bethau yn hyn o beth. Drwy wneud hyn, gallwch barhau i reoli'ch ffordd o fyw.

Un camsyniad cyffredin sydd gan bobl yw bod y cartref gofal preswyl fel carchar. Yn wir, fe wnes i ddod ar draws hyn fy hun yn fy ngwaith pan ddywedodd merch cleient na allai ystyried cartref gofal i'w mam ar unrhyw gyfrif am fod ei mam yn mwynhau mynd allan gymaint. O'i holi ymhellach, daeth yn amlwg ei bod wedi meddwl, yn ei geiriau hi, 'Ar ôl iddyn nhw fynd i mewn i'r cartref nid ydynt yn cael mynd allan.' Roedd modd i fi roi sicrwydd iddi y gallai barhau i fynd â'i mam allan mor aml ag y dymunai. Ac eithrio dan rai amgylchiadau,[7] mae cartref gofal preswyl i fod yn 'gartref' i'r preswylwyr ac nid yn rhywle sy'n eu cadw'n gaeth.

Bydd pobl yn aml yn sôn am 'golli annibyniaeth' fel gwrthwynebiad i symud i gartref gofal, ac mae'n ddiddorol trafod beth mae'r ymadrodd hwn yn ei olygu mewn gwirionedd. Ai dymuniad ydyw, er enghraifft, i godi a mynd i'r gwely pryd y mynnoch, bwyta'r prydau sydd at eich dant yn ôl y mynnoch, cerdded i'r siopau pan fyddwch chi'n dewis gwneud hynny neu fynd allan i'r ardd, ymuno â gweithgaredd neu osgoi gweithgaredd fel y mynnoch?

Neu a yw eich gwrthwynebiadau ar sail amharodrwydd i fyw gyda phobl eraill? Efallai eich bod yn berson preifat iawn ac y byddech yn casáu rhannu ardaloedd cymunedol neu fwyta neu wylio'r teledu gydag eraill. Efallai bod eich gwrthwynebiadau'n ymwneud â'r awgrym y byddai eraill yn ymwneud â'ch gofal personol, hyd yn oed os ydych chi'n gallu ymdopi â hyn eich hun?

Beth bynnag yw eich gwrthwynebiadau i'r awgrym o gartref gofal preswyl, 'does dim dwywaith y bydd eu hystyried yn ofalus, mynegi eich teimladau i'ch teulu a nodi'n glir beth sy'n bwysig i chi yn gam cadarnhaol. Os byddwch yn penderfynu mai'ch prif wrthwynebiad i ofal preswyl (er enghraifft) yw gorfod rhannu ystafell ymolchi gydag eraill, o leiaf rydych chi'n gwybod mai'r maen prawf pwysicaf i chi yw cyfleuster en suite yn eich ystafell. Os yw eich teulu'n gwybod bod cael brecwast poeth a gallu mynd allan i'r ardd fel y mynnoch (dyma fy newisiadau i) yn hanfodol bwysig i chi, yna o leiaf maen nhw'n gwybod beth i chwilio amdano os ydyn nhw'n dewis cartref ar eich rhan.

Meddyliwch am eich dymuniadau mewn gwahanol sefyllfaoedd, trafodwch y pethau hyn gyda'ch teulu neu'ch twrnai, ac yn anad dim, *gwnewch nodyn ysgrifenedig ohonyn nhw*. Fel hyn byddwch yn teimlo y gallwch barhau i reoli'ch bywyd ac, os digwydd y gwaethaf a bod yn rhaid i eraill weithredu ar eich rhan, byddan nhw'n gwybod beth yw eich dymuniadau.

Pam meddwl am y pethau hyn?

Efallai eich bod yn dyfalu pam fy mod i wedi cynnwys gwybodaeth am y pynciau anodd hyn mewn llyfr am helpu'ch hun pan fydd gennych chi MCI. Y gwir yw, yn fy ngwaith gyda phobl sydd ag MCI, pobl sydd â diagnosis o ddementia, a'u teuluoedd a'u gofalwyr, rydw i'n aml wedi gorfod cefnogi'r rhai sydd wedi ei chael hi'n anodd iawn gwneud penderfyniadau ar ran rhywun arall, ac eraill sydd wedi wynebu trafferthion gyda phrosesau araf y gyfraith pan nad oes trefniadau wedi'u gwneud ymlaen llaw a bod eu hanwyliaid yn methu â rheoli eu materion cyfreithiol a'u materion lles eu hunain mwyach.

Byddai pob un ohonom yn hoffi meddwl y byddai ein teuluoedd yn 'tynnu at ei gilydd' neu'n rhoi blaenoriaeth i les y person dan eu gofal wrth orfod gwneud penderfyniadau am arian a lles. Ond gall aelodau gwahanol o'r teulu fod â barn wahanol am yr hyn sydd 'orau' i'r person dan sylw. Os yw teuluoedd a gofalwyr hefyd yn gorfod ymdopi â chyngor gwahanol gan amrywiol weithwyr iechyd proffesiynol a chynghorwyr cyfreithiol, gall wneud bywyd yn gymhleth a gwneud y gofalu'n feichus iawn. Trwy wneud nodyn ysgrifenedig clir o'ch dymuniadau, byddwch nid yn unig yn lleihau'r baich ar y rhai sy'n gofalu amdanoch, ond byddwch hefyd yn sicrhau y bydd eich dymuniadau'n cael eu hanrhydeddu.

Pwyntiau allweddol

- Mae angen ystyried materion ymarferol, yn enwedig materion cyfreithiol, mewn da bryd. Peidiwch ag aros am 'argyfwng'.
- Dylai pawb wneud ewyllys. Nid oes rhaid iddi fod yn ddrud neu'n gymhleth.
- Mae rhoi atwrneiaeth i rywun rydych chi'n ymddiried ynddo yn gam synhwyrol.
- Rhaid i chi fod â galluedd meddyliol i roi atwrneiaeth i rywun arall, felly mae'n well peidio ag oedi cyn gwneud hyn.
- Ystyriwch yn ofalus pwy rydych chi'n ymddiried ynddo orau i gyflawni eich dymuniadau os na allwch reoli materion ariannol eich hun.
- Gwnewch nodyn ysgrifenedig o'ch dymuniadau gofal iechyd ac ymyriadau meddygol yn y dyfodol fel bod eraill yn ymwybodol ohonyn nhw.
- Mae'n syniad da trafod eich dymuniadau gyda'ch teulu ymlaen llaw.
- Ystyriwch faterion a allai godi megis gorfod rhoi'r gorau i yrru, gorfod symud tŷ neu fod angen gofal cartref nyrsio, a rhowch wybod i'ch teulu beth yw eich dymuniadau am y materion hyn. Mae hyn yn rhoi grym i chi ac iddyn nhw.

Ôl-nodiadau

1 Mae cyfarwyddiadau ar sut i newid neu ganslo atwrneiaeth arhosol ar gael yn https://www.gov.uk/atwrneiaeth
2 Gweler, er enghraifft, www.gov.uk/make-will neu https://www.ageuk.org.uk/cymraeg/age-cymru/gwybodaeth-a-chyngor/arian--cyfreithiol/materion-cyfreithiol/gwneud-ewyllys/
3 Gweler https://www.gov.uk/gwneud-penderfyniadau-dros-rywun
4 Gellir lawrlwytho gwybodaeth a ffurflenni o https://www.gov.uk/atwrneiaeth
5 www.alzheimers.org.uk/sites/default/files/2019-04/Alzheimer%27s%20Society_Dyma%20fi%20%28This%20is%20me%29_Leaflet_20190409.pdf
6 Gweler www.gov.uk/driving-medical-conditions
7 Gweler y mesurau diogelu rhag Colli Rhyddid, a amlinellir yn Neddf Galluedd Meddyliol 2005.

Pennod 3

Iechyd corfforol

Mae ein hiechyd corfforol yn cael effaith uniongyrchol ar ein gwybyddiaeth. Bydd unrhyw un sydd wedi cael diwrnodau pan nad ydyn nhw'n teimlo 'gant y cant' ac wedi penderfynu na allan nhw fynd i'r afael â thasgau sy'n gofyn am gryn ganolbwyntio yn deall hyn. Rydyn ni'n gwybod ac yn cydnabod bod rhai cyflyrau corfforol fel heintiau'r llwybr wrinol (UTI) yn aml yn achosi dryswch ymhlith pobl oedrannus, hyd yn oed y rhai heb ddiagnosis. Fodd bynnag, mae ymchwil ddiweddar yn dangos y gallai dementia ei hun gael ei achosi gan heintiau.[1] Nid ydym yn gwybod yr holl ffeithiau am y set hon o glefydau eto.

Weithiau gall fod yn anodd deall mai clefydau'r corff nid clefydau'r meddwl yw'r rhan fwyaf o'r dementias. Gall y dryswch hwn godi oherwydd, yng nghamau cynnar dementia, nad oes unrhyw symptomau corfforol i'w gweld gan amlaf. Mae pobl yn aml yn ymddangos yn gorfforol iach. Rydw i wedi cael cleientiaid yn dweud pethau fel, 'Mae fy mam yn dda iawn yn gorfforol – dydy hi byth yn sâl. Dim ond ei chof hi sy'n peri pryder.' Gall y ffaith fod y diagnosis yn aml yn cael ei wneud gan seiciatrydd ddrysu cleifion hyd yn oed yn rhagor.

Gyda chlefyd Alzheimer a mathau eraill o ddementia, mae

newidiadau corfforol yn digwydd ym meinwe'r ymennydd ac mae modd gweld y newidiadau hyn ar sgan o'r ymennydd – dyma pam mae'n gyffredin bellach trefnu sgan o'r ymennydd cyn gwneud diagnosis. Dim ond ychydig flynyddoedd yn ôl, roedd diagnosis o 'ddementia tebygol' yn aml yn cael ei wneud ar sail arsylwi, holi cysylltiadau agos (fel teulu agos) a 'phrofion cof'.

Bydd sgan o'r ymennydd yn dangos arwyddion fel crebachu cerebrol eang (nychu) sy'n effeithio'n arbennig ar y rhannau o'r ymennydd sy'n cael eu galw'n llabed barwydol a llabed yr arlais. Mae'r newidiadau corfforol hyn yn effeithio ar y ffordd mae'r ymennydd yn gweithio, gan wneud prosesau'r cof a phrosesau gwybyddol eraill yn anoddach. Pe bai unrhyw ran arall gweladwy o'r corff yn 'nychu' yn yr un modd – er enghraifft, y llaw – byddai'r rhan fwyaf o bobl yn deall yn fuan iawn y byddai'n amhosibl i'r person sy'n cael ei effeithio ddefnyddio'r llaw yn y modd arferol. Fodd bynnag, allwn ni ddim gweld yr ymennydd ac mae temtasiwn i ni deimlo nad yw'r person y mae ei ymennydd yn cael ei effeithio yn 'trio'n ddigon caled' neu ei fod yn 'gadael' i apathi gymryd drosodd.

Felly'r cam pwysig cyntaf yw cydnabod bod dementia yn glefyd corfforol sy'n achosi dirywiad ym meinwe'r ymennydd.

Mae'n ddoeth, felly, cymryd camau i sicrhau'r iechyd corfforol gorau posibl os oes unrhyw arwydd o nam gwybyddol ysgafn (MCI). Nid yw hyn yn golygu y dylech chi ddatblygu obsesiwn gyda'ch iechyd, ond mae'n gwneud synnwyr i chi ofalu am eich iechyd yn well wrth i chi heneiddio. Mae gan bobl hŷn system imiwnedd llai cadarn, a gall gymryd mwy o amser i wella yn dilyn haint syml neu salwch ysgafn. Efallai eich bod chi eisoes wedi sylwi ar hyn

– efallai bod cyfnerthu wedi annwyd neu fân anaf yn cymryd mwy o amser i chi. Oherwydd ein bod ni wedi arfer gweld meddygaeth fodern yn cynhyrchu triniaeth ar gyfer llawer o'r afiechydon difrifol nad oedd modd eu trin yn y gorffennol (a hyd yn oed yn gwella rhai ohonyn nhw'n llwyr), mae tuedd i ni feddwl nad yw salwch wir o bwys ac mai byr a chyfyngedig fydd unrhyw effaith ar y corff: ar ôl 'triniaeth' addas, byddwn yn well eto gyda symptomau'r salwch yn diflannu.

Yn anffodus, nid felly fydd hi yn aml iawn, ac mae'n bwysig cydnabod a deall hyn. Er enghraifft, gall creithiau llawdriniaeth fod yn boenus, yn goslyd neu'n hyll, a gallai meinwe creithiau celoid ffurfio neu gallai diffyg teimlad fod yn broblem. Gall salwch plentyndod fel polio arwain at 'syndrom ôl-polio'; gall brech yr ieir ddod i'r wyneb ar ffurf yr eryr; gall salwch gastrig gael effaith hirdymor ar y system dreulio; gall annwyd syml arwain at lid y sinysau yn y tymor hir neu achosi pwl o asthma; gall twymyn rhiwmatig arwain at broblemau'r galon – mae'r rhestr fel pe bai'n ddi-ben-draw. Fel rydyn ni eisoes wedi nodi, mae'n hysbys bod unrhyw salwch corfforol neu haint mewn rhywun sydd â diagnosis o ddementia yn debygol o arwain at golli galluedd gwybyddol, felly mae'n amlwg bod salwch corfforol yn cael effaith ar ein hymennydd.

Felly, beth yw'r ffordd orau o ofalu am ein hiechyd corfforol pan fyddwn ni'n hŷn?

Maeth

Rydyn ni i gyd yn gyfarwydd â'r dywediad '*You are what you eat*' yn Saesneg, neu â'r dywediad Cymraeg efallai, 'A fyto a fo', ac mae'n wir y gall ein statws maethol wneud gwahaniaeth i'n hiechyd cyffredinol. Mae astudiaethau epidemioleg o'r gorffennol yn dangos mai un o'r prif resymau dros welliant cyffredinol yn iechyd y boblogaeth yw gwelliant mewn statws maeth cyffredinol yn hytrach na datblygiadau meddygol. Er enghraifft, gall gostyngiad bach yn unig mewn lefelau rhai fitaminau arwain at glefydau diffyg. Ychydig bach yn unig o fitamin C sydd ei angen ar y corff dynol i atal y llwg neu'r sgyrfi (clefyd diffyg), ond achosodd ei ddiffyg salwch difrifol a marwolaeth ymhlith morwyr – a oedd fel arfer yn byw ar fisgedi llong a chig hallt – cyn i'r wybodaeth hon ddod yn hysbys. Mae fitamin C i'w gael mewn bwydydd ffres, yn enwedig ffrwythau a llysiau ffres.

Maeth yw un o'r pynciau sy'n cael ei drafod fwyaf mewn cysylltiad â chlefydau sydd ag 'achos' anhysbys (ar hyn o bryd). Mae yna ddamcaniaeth mai maeth sy'n achosi a/neu'n gwella clefydau fel arthritis, clefyd Alzheimer, syndrom coluddyn llidus, rhai mathau o glefyd Parkinson, sglerosis ymledol a ffibromyalgia. Mae'n anodd deall weithiau beth yw'r deiet gorau ar gyfer bywyd iach gan ein bod yn cael ein peledu â sloganau sy'n awgrymu y dylen ni 'fwyta pump y dydd', 'torri pob braster y gellir ei weld o gig', 'osgoi glwten', 'bwyta llai o gig', 'bwyta deiet amrywiol da', 'osgoi golau haul cryf' ac yn anad dim, 'ymddiried yng nghyngor ein meddyg'.

Nid yw peth o'r cyngor mwyaf cyffredin ynglŷn â 'bwyta'n iach' o reidrwydd yn gywir. Er enghraifft, mae'r awgrym y dylen ni gadw at ddeiet braster isel mor gyffredin fel ei fod yn cael ei dderbyn fel efengyl fwy neu lai. Efallai ei fod yn gyngor cadarn i rywun canol oed sy'n gobeithio osgoi clefyd y galon (er nad oes tystiolaeth gadarn i gefnogi hyn mewn gwirionedd), ond i rywun hŷn sy'n gobeithio osgoi dementia, efallai mai dyma'r cyngor gwaethaf oll. Mae brasterau yn darparu egni er mwyn i feinweoedd y corff dyfu ac er mwyn eu cynnal, ac mae'r fitaminau A, D ac E braster-hydawdd i gyd i'w cael mewn brasterau bwytadwy. Er mwyn cyflenwi'r asidau brasterog sy'n angenrheidiol i'r ymennydd weithio'n iawn, mae angen i ni fwyta o leiaf 15 gram o fraster bob dydd. Mae braster yn arbennig o bwysig i'r ymennydd – mae angen cymeriant cyson o fraster arnom er mwyn i'r ymennydd weithio'n iawn.[2]

Mae colesterol hefyd yn sylwedd brasterog (a elwir yn 'lipid') ac mae'n hanfodol ar gyfer gweithrediad arferol y corff. Mae angen colesterol ym mhob rhan o'r ymennydd i gynhyrchu niwrodrawsyryddion, sef y ffordd y mae nerfau'n cyfathrebu. I'r cyhoedd, fodd bynnag, mae colesterol yn 'elyn' go iawn i'w osgoi ar bob cyfrif. Mae'r gred hon yn ganlyniad blynyddoedd o gyhoeddusrwydd perswadiol a chamwybodaeth yn seiliedig ar yr hyn rydyn ni bellach yn gwybod oedd yn ddarn diffygiol o ymchwil. Gall hyd yn oed colesterol y gwaed isel fod yn un o'r ffactorau sy'n ein gwneud yn agored i ddatblygu dementia.[3]

Beth yn union yw 'deiet amrywiol da'? A beth dylen ni ei wneud pan fydd un darn o gyngor yn gwrth-ddweud un arall? Wrth ystyried argymhellion deiet, yn enwedig y rhai a gyhoeddir yn y wasg boblogaidd, mae'n werth mynd i lygad y ffynnon ac asesu hygrededd y cyngor neu fel arall yr argymhelliad cychwynnol. Gall cyngor ar ddeiet ledaenu'n gyflym ac mae'n hawdd iddo gael ei gamliwio ar ei daith, yn union fel y gall slogan hysbysu syml neu awgrym gan rywun enwog yn y cyfryngau gael ei fabwysiadu a'i ailadrodd i'r pwynt y bydd pobl yn dechrau credu ei fod yn ffaith.

Felly, yn hytrach nag ystyried pa argymhellion deiet y *dylen* ni fod yn eu dilyn, hwyrach mai'r peth callaf fyddai edrych ar rai o'r 'ffeithiau' sy'n cael eu derbyn a phenderfynu a ydyn nhw'n haeddu ein sylw ai peidio:

- *'Ffeithiau' fel: Mae salad yn fwyd arbennig o iach.* Yn y bôn, llysiau (ac weithiau ffrwythau) y gellir eu bwyta'n amrwd yw bwydydd salad. Nid yw plât o salad yn iachach na phlât o lysiau wedi'u coginio. Mae salad yn iawn i'w fwyta os ydych chi'n ei hoffi ac mae'n isel mewn calorïau, ond mae'n bosibl bwyta deiet iach heb fynd ar gyfyl plât o salad.
- *'Ffeithiau' fel: Mae tatws yn ddrwg i chi ac mae ganddyn nhw lai o werth bwyd na llysiau eraill.* Llysiau startsh yw tatws, ac os ydych chi'n ceisio colli pwysau, efallai yr hoffech chi gyfyngu ar faint ohonyn nhw rydych chi'n eu bwyta, ond nid ydynt mewn gwirionedd yn ddrwg i chi. Mae tatws gwyn yn cynnwys llai o galorïau na thatws melys mewn gwirionedd; maen nhw'n ffynhonnell ffibr yn ein deiet a hefyd yn ffynhonnell fitamin C, yn enwedig os ydych chi'n bwyta'r croen hefyd.
- *'Ffeithiau' fel: Mae wyau yn uchel mewn colesterol a dylech osgoi bwyta wy bob dydd.* Mae wyau yn ffynhonnell fwyd bwysig iawn. Maen nhw'n llawn protein a fitaminau B2, B12 a D, yn ogystal â llawer o elfennau hybrin sy'n bwysig i weithrediad y corff. Erbyn hyn mae'n hysbys mai ychydig iawn o effaith y mae colesterol mewn bwyd yn ei chael ar lefelau colesterol y gwaed.
- *'Ffeithiau' fel: Mae bwyta ffrwythau yn bwysig i'n hiechyd.* Yn gyffredinol, mae ffrwythau'n cynnwys

llawer o fitamin C ac maen nhw hefyd yn darparu ffibr yn ein deiet. Fodd bynnag, mae llysiau hefyd yn cynnwys llawer o fitamin C ac yn ffynhonnell ffibr. Yn gyffredinol, gallwch ystyried bod ffrwythau a llysiau yn gyfartal o ran gwerth bwyd. Os nad ydych chi'n hoffi llysiau, bwytewch fwy o ffrwythau; os nad ydych chi'n hoffi ffrwythau, bwytewch fwy o lysiau.

- *'Ffeithiau' fel: Mae llysieuwyr yn iachach na bwytawyr cig.* Gall deiet llysieuol neu ddeiet fegan fod yn iach (er bod yn rhaid i feganiaid ofalu eu bod yn cydbwyso'r mathau o fwyd maen nhw'n eu bwyta), ac mae rhai pobl yn honni eu bod yn colli pwysau ar ddeiet llysieuol, ond gall deiet sy'n cynnwys cig a/neu bysgod fod yn llawn mor iach. Bydd lleihau gwerth caloriau yr hyn rydych chi'n ei fwyta yn arwain at golli pwysau, ni waeth a ydych chi'n cynnwys cig a physgod yn y deiet ai peidio.

Mae'r argymhelliad i fwyta 'deiet amrywiol' yn gyngor cadarn oherwydd fel hyn byddwch yn cael yr holl faetholion sy'n angenrheidiol ar gyfer eich iechyd ac ni fyddwch yn hepgor unrhyw grwpiau bwyd pwysig. Felly, efallai mai'r cyngor gorau yw cael deiet gyda chyn lleied o gyfyngiadau â phosibl a mwynhau arbrofi gyda gwahanol fwydydd a ffyrdd newydd o goginio fel eich bod bob amser yn edrych ymlaen at eich prydau bwyd ac yn mwynhau bwyta heb y demtasiwn i orfwyta.

Y wers yma yw nad yw 'ffeithiau' bwyd honedig bob tro'n gwbl wir. Ceisiwch beidio â chael eich arwain ar gyfeiliorn gan y pethau rydych chi'n eu darllen yn y cyfryngau, hyd yn oed os ydyn nhw fel pe baen nhw'n yn cael eu cefnogi gan gyngor meddygol. Mae gan y corff ffordd o dynnu'r maetholion mae eu hangen arno o'r hyn rydych chi'n ei fwyta, a byddai'n rhaid i'ch deiet fod yn rhyfedd ac yn gyfyngedig iawn i gael effaith amlwg ar eich iechyd.

Dewis eich cynghorwyr gofal iechyd

> Os bydd y meddyg yn dweud wrtha' i am gymryd tabled, rydw i'n gwneud hynny. Dydw i ddim yn gofyn cwestiynau – dyna'i waith e.
>
> Roeddwn i wedi mynd at y meddyg am archwiliad iechyd arferol a gofynnodd beth oedd fy oedran. Pan ddywedais i mod i'n 66 oed, dywedodd 'Ond dydych chi ddim ar unrhyw feddyginiaeth. Mae hynny'n rhyfeddol eich oedran chi!'

Nid yw tybio bod 'meddyg cymwysedig yn gwybod beth sydd orau' (Irwig *et al.* 2014, t. 53)[4] ar gyfer ein hiechyd yn wir bob tro, a hynny am fod cadw i fyny gyda'r ymchwil ddiweddaraf i driniaethau a phrofion yn dipyn o gamp i unrhyw weithiwr iechyd proffesiynol. Nid yw hynny yn golygu y dylech anwybyddu cyngor eich meddyg neu beidio â gofyn am help pan fydd gennych chi broblem iechyd. Ond dylech ddefnyddio'ch meddyg yn ddoeth. Mae'r dyddiau pan fyddai'ch meddyg wedi'ch adnabod o'r groth ac yn deall cefndir eich teulu wedi hen ddiflannu. Dylech ddefnyddio'ch meddyg fel y byddech yn defnyddio unrhyw weithiwr proffesiynol arall. Efallai y bydd cynghorydd ariannol yn awgrymu rhyw fuddsoddiad ond byddai'n disgwyl i chi benderfynu a ydych am fwrw ymlaen â'r buddsoddiad hwnnw ai peidio. Efallai y bydd gan gyfreithiwr fwy o wybodaeth am y gyfraith ond bydd bob amser yn gweithredu yn unol â'ch cyfarwyddiadau chi. Dylech feddwl am y meddyg (neu unrhyw weithiwr iechyd proffesiynol arall) yn yr un modd. Efallai y bydd ganddo fwy o wybodaeth a phrofiad am y mater iechyd dan sylw, ond 'does neb yn adnabod eich corff yn well na chi.

Yn eu llyfr hynod synhwyrol, *Smart Health Choices,* mae'r Athro Les Irwig, Judy Irwig, Dr Lyndal Trevena a Melissa Sweet yn awgrymu y gallwch farnu sgiliau penderfynu ymarferydd iechyd drwy sylwi a yw'n defnyddio'r dystiolaeth orau sydd ar gael ac yn barod i rannu'r wybodaeth hon gyda chi, gan ystyried eich dewisiadau chi ar yr un pryd.[5] Efallai y bydd yn anodd gwybod a yw eich cynghorydd yn defnyddio'r dystiolaeth orau sydd ar gael (neu unrhyw dystiolaeth o gwbl), ond gallwch chi hefyd gyfeirio at y dystiolaeth ar gyfer penderfyniadau iechyd.

Mae rhai meddygon yn well am rannu gwybodaeth nag eraill ac nid yw rhai cleifion wir eisiau gormod o wybodaeth – chi sydd i benderfynu – ond os ydych chi eisiau gwybodaeth am eich cyflwr neu'ch triniaeth, yna dylech fod yn amheus o unrhyw ymarferydd iechyd sy'n amharod i roi cymaint o wybodaeth i chi ag yr hoffech. Byddwch yn ochelgar hefyd o rywun sy'n siarad mewn jargon neu'n defnyddio iaith sy'n anodd i chi ei deall. Pam defnyddio'r term 'affasia' yn hytrach na 'thrafferth siarad' oni bai eich bod chi'n siarad â rhywun rydych chi'n gwybod fydd yn deall y term? Mae'n wir bod meddygon yn cael eu trwytho mewn terminoleg feddygol, ond pan fydd cleifion yn trafod gyda nhw, dylai meddyg da allu mynegi ei hun mewn iaith glir.

O ran triniaeth ar gyfer unrhyw gyflwr meddygol,

mae bob amser dewis – hyd yn oed os mai gwrthod pob ymyrraeth feddygol yw'r dewis hwnnw. Os bydd eich ymarferydd iechyd yn anghofio gofyn i chi beth fyddai'n well gennych neu'n anghofio trafod opsiynau gyda chi, efallai y byddwch am ystyried newid i feddyg arall. Mae'n syml iawn newid meddyg y GIG yn y Deyrnas Unedig ac nid oes rhaid i chi roi rheswm dros wneud hynny. Ar y llaw arall, os ydych chi'n talu am ofal neu driniaeth fel claf preifat, gallwch derfynu eich cytundeb gyda'r ymarferydd dan sylw. Os yw eich meddyg yn eich cyfeirio at ymgynghorydd arbenigol, nid oes rhaid i chi dderbyn yr atgyfeiriad hwnnw. Yn wir, mae bellach yn fwy cyffredin i'r meddyg ofyn i'r claf ddewis ei ymgynghorydd ei hun o gronfa ddata ar-lein.

Yn y Deyrnas Unedig mae'n gyffredin i bobl hŷn feddwl bod yn rhaid iddyn nhw dderbyn beth bynnag mae'r meddyg yn ei gynghori a chael eu cyfeirio at le bynnag mae'r meddyg yn penderfynu, ond nid yw hyn yn wir. Os ydych chi'n cael triniaeth drwy'r GIG, nid yw hynny yn golygu nad ydych chi'n talu amdano. Er bod y GIG 'am ddim wrth ei dderbyn', nid yw am ddim, nid elusen mohono, ac mae gennych hawl i gael eich dewisiadau wedi'u hystyried.

Os oes gennych chi MCI, mae'n bwysig cymryd gofal o'ch iechyd eich hun, a gallai hyn olygu gwrthod meddyginiaeth os nad ydych chi'n cytuno â'r presgripsiwn; pwyso am gael cyffur penodol ar bresgripsiwn os yw hyn yn briodol; neu ofyn am gyfeiriad at arbenigwr hyd yn oed os nad yw eich meddyg yn credu bod ei angen. Y peth pwysicaf, fodd bynnag, yw sicrhau bod eich prif gynghorydd gofal iechyd (a'ch meddyg fydd hwn gan amlaf) yn deall eich iechyd a'ch pryderon, yn cadw i fyny gyda'r ymchwil ddiweddaraf (neu o leiaf yn gwrando os ydych chi'n tynnu ei sylw at yr ymchwil ddiweddaraf), yn gofyn am eich dewisiadau ac yn ateb eich cwestiynau.

Llawdriniaethau

> Pan wnes i ddewis ail-greu'r fron ar ôl cael canser y fron, doeddwn i ddim yn sylweddoli y byddai'n golygu sawl llawdriniaeth.
>
> Ro'n i'n meddwl bod cael clun newydd yn driniaeth rwtîn ond fe ges i strôc wedyn a dydy 'mywyd i ddim wedi bod yr un peth ers hynny.
>
> Esboniodd neb y gallai llawdriniaeth cataract syml fynd o'i le. Nawr dwi'n ddall mewn un llygad.

Mae llawfeddygaeth yn faes iechyd arall rydyn ni'n tueddu i'w gymryd yn ganiataol bellach. Mae llawer o lawdriniaethau llawfeddygol yn cael eu galw'n 'fân lawdriniaethau', sy'n gallu'n harwain i gredu eu bod heb risg ac y byddwn yn gwella'n gyflym heb unrhyw drafferth. Pan fydda i'n holi cleientiaid am eu hanes meddygol, rwy'n aml yn cael fy synnu a'm rhyfeddu gan restr hir o ymyriadau llawfeddygol sydd wedi arwain at y problemau iechyd sydd ganddyn nhw nawr. Mae'n un peth cydnabod, gyda gwybodaeth ac arbenigedd llawfeddygol modern, y gall pobl bellach gael eu gwella o broblemau a fyddai wedi eu gadael yn anabl gydol oes yn y gorffennol. Peth arall yn llwyr yw cael llawdriniaeth yn ddi-hid a wynebu risgiau anesthetig cyffredinol heb ystyried y risgiau cysylltiedig bob amser.

Mae rhwymedigaeth ar feddygon i esbonio'r risgiau i gleifion ac maen nhw'n gofalu gwneud hynny, ond fel y dywedodd perthynas wrtha' i unwaith, 'Pan ddywedodd fod 10 y cant o gleifion yn gloff weddill eu hoes wedyn, roeddwn i'n tybio y byddwn i'n un o'r 90 y cant arall.' Felly, gwnewch yn siŵr eich bod wedi deall unrhyw risgiau ac wedi meddwl am y posibilrwydd y gallech fod yn 'un o'r 10 y cant'.

Weithiau mae triniaethau llawfeddygol yn angenrheidiol ac yn fater o fyw neu farw. Weithiau maen nhw'n bwysig er mwyn sicrhau ansawdd bywyd da; yn yr achosion hyn, byddai'r rhan fwyaf o bobl yn barod i dderbyn y risg o ddatblygu haint ar ôl llawdriniaeth neu o adwaith niweidiol i anesthetig cyffredinol. Serch hynny, os oes gennych MCI, mae'n bwysig pwyso a mesur yn ofalus cyn cael unrhyw lawdriniaeth. Mae'n debygol iawn y bydd unrhyw fân broblemau gwybyddol yn gwaethygu yn y cyfnod cychwynnol ar ôl y llawdriniaeth, ac mewn rhai achosion, fydd yr wybyddiaeth ddim yn gwella'n llwyr.

Os oes angen triniaeth lawfeddygol arnoch (hyd yn oed un fach), ystyriwch baratoi ymlaen llaw – rhagsefydlu neu *prehab* (*pre-habilitation* yw'r term a ddefnyddir yn Saesneg). Yn y paratoi hwn, bydd y claf yn cael arweiniad ar sut i baratoi ar gyfer llawdriniaeth ac arhosiad yn yr ysbyty trwy gael ei annog i wella ei ffitrwydd cyffredinol a'i les meddyliol cyn llawdriniaeth. Mae'n gysyniad cymharol newydd, ond mae Coleg Brenhinol yr Anesthetyddion (sydd wrth wraidd y cysyniad) yn awgrymu bod cleifion sy'n cymryd rhan mewn cynlluniau paratoi 50 y cant yn llai tebygol o gael cymhlethdodau fel niwmonia, a bod eu harhosiad yn yr ysbyty hyd at dridiau yn fyrrach.[6]

Mân faterion iechyd a heintiau

Heb i iechyd fynd yn obsesiwn i chi, peidiwch ag anwybyddu mân faterion iechyd. Efallai eich bod wedi brwydro i fynd i'r gwaith er gwaethaf annwyd trwm yn y gorffennol neu wedi anwybyddu anafiadau bach neu 'wedi gweithio drwy' firws ysgafn. Mae llawer ohonom ni wedi gwneud yr un fath pan oedden ni'n ifanc ac yn heini, heb fod dim gwaeth. Ond wrth i chi heneiddio, mae'n debygol y bydd angen mwy o amser arnoch i wella, a gall esgeuluso mân broblemau achosi iddyn droi'n rhai mwy difrifol. Os ydych chi'n cael annwyd neu haint ysgafn, dylech eu trin yn synhwyrol, gorffwys mwy a chael cyngor gan eich meddyg. Os oes gennych chi unrhyw gyflwr iechyd cronig fel diabetes, dylech gymryd gofal ychwanegol, hyd yn oed yn ystod salwch ysgafn. Ystyrir bod diabetes yn ffactor risg uchel ar gyfer datblygu dementia yn ddiweddarach, a dylech bob amser ei gymryd o ddifrif.

Mae'n debyg y bydd y rhan fwyaf o bobl sy'n darllen y llyfr hwn wedi ymddeol o waith amser llawn, felly manteisiwch i'r eithaf ar eich gallu i gymryd bywyd yn arafach a gorffwys pan mae'n bwysig gwneud hynny.

Ymarfer corff

Dydw i ddim eisiau ymuno â champfa f'oedran i.

Yn fwy nag unrhyw ffactor ffordd o fyw arall (ar wahân i roi'r gorau i ysmygu), ystyrir bod gwneud ymarfer corff rheolaidd yn llesol i iechyd corfforol ac iechyd meddwl cyffredinol. Mae ymarfer corff yn gwella iechyd cardiofasgwlaidd ac yn lleihau'r risg o glefyd coronaidd y galon a strôc, ac ystyrir hefyd ei fod yn lleihau'r risg o rai mathau o ganser, osteoarthritis ac iselder. Gall y rhain ymddangos fel honiadau niwlog braidd, ond efallai mai ffaith mwy diddorol i unrhyw berson hŷn yw bod ymarfer corff rheolaidd yn lleihau'r risg o gwympo.

Os nad ydych chi wedi cwympo ers oeddech chi'n blentyn, efallai y byddwch chi'n meddwl tybed pam mae'r ffaith hon yn arwyddocaol. Ond os ydych chi wedi cael cwymp yn ystod y flwyddyn neu ddwy ddiwethaf, byddwch chi'n deall yn iawn. Ar wahân i unrhyw anaf sy'n cael ei achosi, bydd cwymp yn dipyn o ergyd i hyder person hŷn. Gall hyd yn oed un cwymp olygu eich bod yn mynd yn fwy ofnus wrth daclo grisiau, tir garw neu lwybrau anodd. Bob tro y byddwch chi'n osgoi rhwystr posibl 'rhag ofn i chi gwympo', rydych chi'n colli mwy o hyder. Gall cwymp difrifol hyd yn oed achosi 'ôl-fflachiau' lle rydych chi'n ail-fyw'r cwymp eto. Efallai y byddwch yn dechrau cerdded yn arafach, osgoi rhai llwybrau, a mynd allan yn llai aml, neu ddim o gwbl os nad oes gennych chi gwmni.

Yn ogystal â'r effaith ar hyder, gall anafiadau – hyd yn oed mân anafiadau o ganlyniad i gwymp – gael canlyniadau parhaol. Wrth i ni heneiddio, mae'n cymryd mwy o amser i ni ddod dros anafiadau bach. Os ydych chi ar feddyginiaethau teneuo'r gwaed, gall hyd yn oed anafiadau bach achosi cleisio a gwaedu. Os ydych chi'n ddiabetig, gall anaf bach arwain at ganlyniadau difrifol. Gall mân anaf sydd wedi'i esgeuluso arwain at gymhlethdodau ac ymyrraeth feddygol bellach.

Mae ymarfer corff rheolaidd, felly, yn beth pwysig i'w gynnwys yn eich ffordd o fyw. Mae rhai pobl yn casáu meddwl am ymarfer corff oherwydd mae'n eu hatgoffa o wersi addysg gorfforol yn yr ysgol neu maen nhw ei gysylltu â champfeydd llawn pobl chwyslyd mewn Lycra, neu oherwydd bod y geiriau 'ymarfer corff' yn awgrymu rhedeg a chodi pwysau, ac mae gweithgareddau felly yn eu diflasu. Fodd bynnag, mae llawer o bethau'n cyfrif fel ymarfer corff; mae chwarae tennis, bowlio, nofio, garddio, cerdded a chario bagiau o siopa i gyd yn fathau o ymarfer corff.

Nid oes rhaid i chi ymuno â chlwb neu gampfa er mwyn cynyddu'ch lefel o weithgarwch corfforol. Meddyliwch yn greadigol am hyn. Gallech ymuno â grŵp 'Cerdded ar gyfer Iechyd' lleol neu gallech benderfynu cerdded am 20 munud o amgylch eich ardal leol sawl diwrnod yr wythnos. Gallech gofrestru ar gyfer dosbarth ymarfer corff yn eich canolfan hamdden leol efallai, ond gallech hefyd ddefnyddio fideo ymarfer corff yn eich cartref ychydig o weithiau'r wythnos. Gallech rentu rhandir neu benderfynu gwneud mwy o'r garddio eich hun yn hytrach na'i adael i'ch cymar neu arddwr. Gallech ymuno â chlwb beicio neu gallech feicio neu gerdded i'r siopau yn hytrach na mynd â'r car bob tro.

Hyd yn oed os oes gennych chi broblemau symudedd, mae'n debygol fod yna ryw fath o ymarfer corff y gallech ei gynnwys yn eich ffordd o fyw. Os na allwch redeg, gallwch gerdded; os mai dim ond cerdded yn araf y gallwch chi ei wneud, gallwch benderfynu cerdded mwy; os na allwch sefyll am gyfnod hir iawn, gallwch wneud dosbarth ymarfer corff mewn cadair; os oes angen i chi dreulio oriau lawer yn eistedd, gallwch symud eich traed a'ch dwylo a newid sut rydych yn eistedd yn rheolaidd.

Mae unrhyw ymarfer corff y gallwch ei wneud yn debygol o fod yn llesol. Wrth gwrs, dylech gael cyngor eich meddyg os oes angen (er enghraifft, os oes gennych gyflwr cronig sy'n atal ymarfer corff), ond mae cadw'r corff i symud yn bwysig i'ch iechyd corfforol, ac yn ddiddorol, mae hefyd yn cael ei ystyried yn bwysig i gadw'ch meddwl yn iach hefyd. Mae rhagor wybodaeth am hyn ym Mhennod 5.

Golwg

Ychydig iawn o bobl sy'n dianc rhag problemau gyda'r golwg wrth iddyn nhw heneiddio. Mae bron pob person hŷn yn dioddef presbyopia neu analluu i ffocysu'n glir ar wrthrychau agos. Gall sbectol ddarllen helpu gyda'r broblem hon. Fodd bynnag, mae problemau eraill gyda'r llygaid fel cataractau, glawcoma a dirywiad macwlaidd i gyd yn fwy cyffredin wrth i ni heneiddio. Gall meddyginiaeth helpu rhai o'r cyflyrau hyn ac mae rhai honiadau yn cael eu gwneud bod rhai bwydydd yn helpu iechyd y llygaid. Un peth pwysig i'w gofio yw'r rhan fawr y mae'r ymennydd yn ei chwarae yn ein golwg. Yn syml, mae ein llygaid yn gadael y golau i mewn ond ein hymennydd sy'n dehongli'r hyn a welwn. Mae atebion llawfeddygol i broblem fel cataractau yn gwneud addasiadau i'r llygad, ond ym mhob achos, ar ôl y llawdriniaeth, mae angen i'r ymennydd 'ailddysgu' yr hyn y mae'n ei ddehongli. Bydd pobl sydd wedi gwisgo sbectol ers amser hir yn gyfarwydd â chlywed bod angen iddyn nhw 'ddod i arfer â' phresgripsiwn lens newydd, felly bydd hyn yn fwy cyfarwydd iddyn nhw.

Felly mae'n werth sicrhau bod llawdriniaeth cataract yn digwydd pan fydd yr ymennydd yn gallu addasu ei hun yn hawdd o hyd. Os oes gennych chi MCI, byddai'n amser da edrych ar iechyd y llygaid a sicrhau bod unrhyw gywiriadau angenrheidiol yn cael eu gwneud cyn gynted â phosibl.

Os yw eich golwg yn wael iawn a'ch bod yn mynd i gael unrhyw brofion cof gan eich meddyg neu arbenigwr, gwnewch yn siŵr eu bod yn ymwybodol o hyn. Mae'r prawf yn cynnwys rhywfaint o waith gweledol, a gellir trefnu fersiynau print mawr o'r prawf os rhowch chi wybod i'r clinig ymlaen llaw.

Gall analluu i weld yn glir effeithio ar lawer o'n gweithgareddau bob dydd, felly mae'n bwysig cael y gofal iechyd llygaid gorau posibl. Mae rhai optometryddion yn arbenigo mewn iechyd llygaid ymhlith pobl oedrannus, ac efallai y byddai'n werth defnyddio arbenigwr o'r fath yn hytrach nag optegydd cyffredinol er mwyn sicrhau eich bod yn cael cyngor arbenigol. Os ydych chi'n ddiabetig, mae'n arbennig o bwysig rhoi sylw i iechyd eich llygaid a pheidio ag esgeuluso archwiliadau a gwiriadau golwg rheolaidd.

Clyw

Gall colli clyw wneud i berson deimlo'n hynod ynysig yn gymdeithasol, ac erbyn hyn gwyddom fod gan golli clyw sy'n gysylltiedig ag oedran gysylltiad bach ond arwyddocaol â dirywiad gwybyddol a dementia. Mae astudiaethau'n awgrymu bod amhariad ar y clyw yn gysylltiedig â chynnydd o 30-40 y cant yng nghyflymder dirywiad gwybyddol.[7] Nid yw'r rhesymau yn gwbl glir o hyd, ond yn ôl un awgrym, pan fydd rhywun yn colli ei glyw, bydd angen mwy o adnoddau gwybyddol ar gyfer canfyddiad clywedol, a bydd hyn yn dargyfeirio adnoddau oddi wrth brosesau fel y cof gweithredol.[8] Yn syml, mae'ch ymennydd yn dargyfeirio adnoddau i ffwrdd o 'feddwl' er mwyn gwrando'n well. Gan fod pawb yn tueddu i golli rhywfaint o'u clyw wrth iddyn nhw heneiddio, mae'r awgrym hwn yn arwyddocaol iawn.

Nid yw'n glir eto a yw cywiro colli clyw trwy ddefnyddio cymhorthion clyw yn newid y risg o gael dementia. Fodd bynnag, hyd yn oed ar sail yr wybodaeth a'r ddysg gyfyngedig sydd gennym, mae'n amlwg ei bod hi'n bwysig ein bod yn cymryd gofal i ddiogelu'n clyw. Wrth ddefnyddio peiriannau ac offer swnllyd, defnyddiwch amddiffynwyr clust yn ddi-ffael. Ni ddylid chwarae cerddoriaeth yn uwch nag sydd ei angen, a dylai'r maes ymchwil hwn wneud i ni gwestiynu'r gorddefnydd o glustffonau mewn-glust a dyfeisiau mewn-glust eraill. Nid oes modd gwella colli clyw sy'n gysylltiedig ag oedran.

Os ydyn ni'n ystyried y dybiaeth y gallai'r ymdrech i glywed ymhlith pobl trwm eu clyw ddargyfeirio adnoddau oddi wrth weithrediadau gwybyddol eraill, mae'n bosibl y byddem hefyd am gymryd rhagofalon eraill. Peidiwch â straenio i glywed os gallwch wella'r sefyllfa trwy symud i le tawelach, troi'r sain i fyny, diffodd sain cefndir sy'n amharu ar eich gallu i glywed neu ddefnyddio synhwyrau eraill (golwg, cyffyrddiad) i helpu i ddeall yr hyn sy'n cael ei ddweud. Cadwch draw oddi wrth amgylcheddau swnllyd. Os awgrymwyd bod angen cymorth clyw arnoch, buddsoddwch yn y gorau y gallwch ei fforddio a gwnewch yr ymdrech i ddod i arfer ag ef fel ei fod yn dod yn 'gymorth' yn hytrach na rhywbeth arall i dynnu sylw.

Ni ddylem anwybyddu'r unigedd sy'n dod law yn llaw gyda methu â chlywed eraill a'r ffaith y gall colli clyw ynysu pobl trwm eu clyw beth bynnag fo'r dybiaeth am wybyddiaeth. Os ydych chi'n cael trafferth clywed sgwrs, y duedd yw tynnu'n ôl o'r sgwrs a'r cyswllt dynol, ac efallai dod o hyd i gysur mewn gweithgareddau unigol nad ydyn nhw'n cynnwys eraill. Mae'n hysbys bod cyswllt cymdeithasol parhaus yn lleihau'r risg o ddatblygu dementia, ac felly mae'n rhaid fod unrhyw beth sy'n annog rhywun i beidio â chymdeithasu a rhwydweithio yn beth drwg.[9]

Dylai'r ffaith hon, unwaith eto, annog pob un ohonom ni i fod yn gyfrifol am ein hamgylchedd er mwyn sicrhau ein bod yn y sefyllfa orau bosibl i glywed yr hyn sy'n digwydd o'n cwmpas, i gymryd camau i osgoi unrhyw niwed pellach i'n clyw, ac i ddefnyddio unrhyw gymhorthion sy'n ein galluogi i glywed ac ymwneud yn gymdeithasol ag eraill. Er enghraifft, gallech ddefnyddio cymhorthion clyw, dolenni clyw, darllen gwefusau, is-deitlau neu droi'r sain i lawr ar sŵn cefndir fel y radio a'r teledu. Erbyn hyn mae 'apiau' ffôn sy'n cyfieithu geiriau llafar yn eiriau ysgrifenedig i helpu'r rhai sydd â nam ar eu clyw i ddilyn sgyrsiau.[10] Mae rhagor o wybodaeth ar gael am hyn ym Mhennod 10.

Salwch cysylltiedig

Mae gan rai afiechydon corfforol gysylltiad â dementia, neu mewn rhai achosion, maen nhw'n codi ei ffactor risg. Os oes gennych chi salwch lle mae'r risg o ddatblygu dementia yn uchel iawn, bydd eich cynghorydd meddygol wedi dweud hyn wrthych chi a byddwch yn cael cyngor penodol hefyd. Ond mae rhai cyflyrau cronig a allai eich gwneud yn fwy tebygol o gael problemau gwybyddol, ac os ydych chi'n ymwybodol o hyn gallwch gymryd camau rhag datblygu problemau:

- Gall clefyd y galon eich gwneud yn fwy tebygol o gael dementia fasgwlaidd. Peidiwch ag anwybyddu achos o glefyd y galon; gofynnwch am gyngor meddygol priodol a dilynwch argymhellion eich meddyg. Mae dementia fasgwlaidd yn un o'r mathau o ddementia y gellir eu helpu'n aruthrol trwy fynd i'r afael â chyflwr y galon sy'n gwneud person yn fwy tebygol o'i ddatblygu.
- Gall pobl wella o strôc, ond mewn rhai achosion gall arwain at ddementia. Mae'r graddau y mae rhywun yn gwella o strôc, yn fwy nag unrhyw glefyd arall, yn aml yn dibynnu ar ymdrech y claf ei hun. Nid yw llawer o bobl yn gwybod chwaith y gall pobl barhau i wella ar ôl strôc am flynyddoedd lawer ar ôl y strôc ei hun, felly peidiwch â chredu unrhyw un sy'n awgrymu y dylech 'dderbyn eich cyfyngiadau' a rhoi'r gorau i unrhyw ymdrechion i adsefydlu. Mae rhagor o wybodaeth am wella o strôc ym Mhennod 10.
- Mae diabetes yn ffactor risg uchel ar gyfer dementia. Mae'n glefyd difrifol ac ni ddylid ei drin yn ysgafn. Mae nifer y bobl sy'n cael diagnosis o ddiabetes ar gynnydd, ond mae'r ymchwil ddiweddaraf yn dangos y gallwch chi atal datblygiad diabetes o roi sylw priodol i'ch iechyd a'ch deiet.[11] Oherwydd bod modd trin y clefyd hwn (ond nid ei wella) gyda meddyginiaeth, y demtasiwn yw derbyn y diagnosis fel 'anlwc' a chymryd y feddyginiaeth gan dybio y bydd gennych y cyflwr am oes ac os bydd pethau'n gwaethygu, y gallwch chi bob amser gynyddu'r feddyginiaeth i wneud yn iawn am hynny. Ond nid yw datblygu diabetes wrth heneiddio yn anochel; mae'n glefyd y

gallwch chi fynd ati i wneud rhywbeth yn ei gylch. Mae ganddo hefyd ganlyniadau difrifol o ran iechyd cyffredinol – gall diabetes gael sgileffaith ar y golwg, ar gylchrediad ac ar wybyddiaeth. Mae'n glefyd sy'n analluogi pobl a dylid ei drin yn ddifrifol.

- Os oes gennych chi enyn penodol sydd eisoes yn codi eich risg o gael dementia, yna gall firws herpes simplex a rhai firysau eraill gynyddu eich risg o ddementia hyd yn oed yn fwy. Mae'n annhebygol y byddwch chi'n gwybod a ydych chi'n cario genyn penodol, ond fel y nodwyd uchod, gall pob un ohonom ni ofalu'n well am ein hiechyd cyffredinol a thrin mân heintiau â gofal.
- Mae pobl sy'n profi deliriwm anesthetig ar ôl llawdriniaeth mewn mwy o berygl o ddatblygu dementia. Os ydych chi wedi profi hyn, ceisiwch osgoi mân lawdriniaethau diangen a gwnewch yn siŵr bod eich llawfeddyg yn gwybod eich bod wedi profi hyn o'r blaen. Bellach gellir cynnal rhai ymyriadau llawfeddygol eithaf mawr heb anesthetig cyffredinol diolch i ddatblygiadau mewn technegau.

Os oes gennych chi unrhyw un o'r cyflyrau cysylltiedig hyn ac yr ystyrir bod gennych chi hefyd MCI, cymerwch ofal ychwanegol i gadw mor iach â phosibl a dilyn cyngor eich cynghorydd gofal iechyd.

Mae'r bennod hon wedi trafod y ffordd y gall iechyd corfforol a mân anhwylderau effeithio ar eich gwybyddiaeth. Rydyn ni'n gwybod bod dementia yn salwch corfforol a'i fod yn gysylltiedig ag anhwylderau corfforol eraill. 'Does neb eisiau gadael i bryderon am eu hiechyd corfforol lenwi eu meddyliau fel na allan nhw fwynhau eu hunain yn ddiweddarach mewn bywyd, ond bydd ystyried pethau'n ofalus a chymryd camau ffordd o fyw synhwyrol yn rhoi'r cyfle gorau i chi sicrhau na fydd unrhyw MCI yn datblygu i fod yn ddiagnosis o ddementia.

Pwyntiau allweddol

- Cyflwr corfforol, nid problem iechyd meddwl, yw dementia.
- Os oes gennych chi MCI, dyma'r amser i ailasesu eich ffordd o fyw.
- Gofalwch fod eich statws o ran maeth y gorau y gall fod.
- Gwiriwch fod angen pob meddyginiaeth presgripsiwn arnoch o hyd ac nad yw'n ymyrryd â'ch gwybyddiaeth (eich meddwl a'ch cof).
- Ystyriwch wneud mwy o ymarfer corff.
- Rhowch sylw i broblemau gyda'ch golwg a'ch clyw.
- Gwnewch yn siŵr eich bod yn mynd i'r afael ag unrhyw broblemau meddygol hirdymor.

Ôl-nodiadau

1 Kumar, D., Kumar, V., Choi, S.H., Kevin, J., *et al.* (2016) 'Amyloid-peptide protects against microbial infection in mouse and worm models of Alzheimer's disease.' *Science Translational Medicine* 8, 340, doi:10.1126/scitranslmed.aaf1059

2 Haag, M. (2003) 'Essential fatty acids and the brain.' *Canadian Journal of Psychiatry*. Ar gael yn https://doi.org/10.1177/070674370304800308

3 Lorin, H. (2006) *Alzheimer's Solved (Condensed Edition)*. CreateSpace Independent Publishing Platform.

4 Irwig, L., Irwig, J., Trevena, L. a Sweet, M. (2014) *Smart Health Choices: Making Sense of Health Advice.* London: Hammersmith Health Books.

5 Ibid, t. 79.
6 Gweler www.rcoa.ac.uk
7 Lin, F.R., Ferrucci, L., An, Y., Goh, J.O., *et al.* (2013) 'Association of hearing impairment with brain volume changes in older adults.' *Neuroimage* 90, 84–92.
8 Lin, F.R. ac Albert, M. (2014) 'Hearing loss and dementia – Who is listening?' *Aging & Mental Health* 18, 6, 671–673. doi:10.1080/13607863.2014.915924
9 University College London (2019) 'Socially active 60-year-olds face lower dementia risk.' *ScienceDaily*, 2 Awst. Ar gael yn www.sciencedaily.com/releases/2019/08/190802144414.htm
10 Gweler, er enghraifft, Live Transcribe, ap Android: www.android.com/accessibility/live-transcribe
11 www.diabetes.org.uk/research/research-round-up/research-spotlight/research-spotlight-low-calorie-liquid-deiet

Pennod 4

Ffordd o fyw – Gweithgareddau bywyd bob dydd

Beth ar y ddaear yw gweithgareddau bywyd bob dydd?

Mae'n debyg na fyddwch chi erioed wedi dod ar draws y term hwn, ond mae gweithwyr iechyd proffesiynol sy'n ymwneud â gofal dementia yn ei ddefnyddio trwy'r amser. Felly beth yw 'gweithgareddau bywyd bob dydd' ('activities of daily living' neu ADLs yn Saesneg)? Yn gyffredinol, mae'r term hwn yn cael ei ddefnyddio i gynnwys y pethau rydyn ni'n eu gwneud yn feunyddiol – neu o leiaf yn rheolaidd – i fyw ein bywydau bob dydd. Pethau fel ymolchi, gwisgo, brwsio dannedd a gofal personol arall, ond hefyd coginio, gwneud diod boeth, siopa a thrin arian – hyd yn oed gyrru a garddio.

Yn ddiddorol, ystyrir mai un o'r meini prawf sy'n gwahaniaethu rhwng amhariad gwybyddol ysgafn (MCI) a dementia yw'r gallu i gyflawni gweithgareddau bywyd bob dydd. Wrth gwrs, efallai na fydd rhywun sydd ag anabledd yn gallu gwneud rhai o'r gweithgareddau hyn, ac os ydych chi'n berson hŷn, efallai y bydd yn cymryd mwy o amser i chi wneud rhai ohonyn nhw nag y byddai yn y gorffennol. Fodd bynnag, os nad oes gennych chi anabledd corfforol neu anaf dros dro a'ch bod wedi llwyddo i wneud eich holl weithgareddau bywyd bob dydd yn y gorffennol, yna mae anallu cynyddol i gyflawni rhai ohonyn nhw, neu bob un ohonyn nhw, yn destun pryder.

Gall yr anallu i gyflawni gweithgareddau bywyd bob dydd ddatblygu'n araf – mor araf yn wir taw ond pan fyddwch chi'n stopio ac yn meddwl yn ôl i ryw amser yn y gorffennol y bydd yn eich taro chi fod pethau wedi newid ac na allwch chi wneud y pethau roeddech chi'n arfer eu gwneud bellach. Er enghraifft, efallai y bydd rhywun a oedd gynt yn gogydd brwd yn ffwndro rhyw ddydd ac yn methu â dilyn rysáit neu'n drysu amseriadau coginio cig a llysiau fel na all weini holl elfennau'r pryd bwyd gyda'i gilydd ar amser. Os yw'n digwydd unwaith, mae'n bosibl y byddwn yn beio blinder, straen neu haint ysgafn sy'n effeithio ar ein gallu i ymdopi. Os yw'n dechrau digwydd yn amlach, mae'n bosibl y bydd cymar neu aelod o'r teulu yn dechrau helpu neu hyd yn oed yn cymryd yr awenau wrth goginio prydau mwy cymhleth. Bydd y person dan sylw yn dal i allu cyflawni tasgau coginio syml am beth amser, fel paratoi ei brydau brecwast neu wneud paned o de neu goffi. Gall cwpl ymdopi fel hyn heb lawn sylweddoli bod yna newid eithaf sylweddol wedi digwydd.

Neu efallai bod y tasgau gwaith tŷ yn dechrau peri problem. Os yw dau berson yn cyd-fyw, mae tasgau penodol yn tueddu i gael eu gwneud gan y naill neu'r llall fel rheol. Mae un person bob amser yn hwfro neu'n newid y dillad gwely ac yn gwneud y golch; mae'r llall yn golchi'r llestri ac yn mynd â'r sbwriel allan i'r bin. Os na fydd un aelod o bartneriaeth ddomestig yn dod i ben â'i dasgau arferol, efallai na fydd y llall yn sylwi am beth amser. Pan fydd yn sylwi, efallai y bydd yn cynnig helpu gyda'r tasgau nad yw fel arfer yn eu gwneud. O dipyn i beth, bydd yr 'helpu' hwn yn troi'n arfer, ac efallai ar ôl ychydig fisoedd y sylweddolir taw ond un person sy'n gwneud y tasgau domestig i gyd bellach.

Yn y cyd-destun hwn, nid ydym yn trafod unrhyw aildrefnu y gallai fod yn rhaid ei wneud pe bai aelod o'r cartref yn cael damwain neu'n mynd yn sâl ac yn methu â chyflawni ei rwtîn arferol oherwydd anaf neu flinder. Pe baech chi'n torri'ch coes, fyddai neb yn disgwyl i chi ddringo ysgol i beintio'r nenfwd hyd nes y byddai'ch coes wedi gwella'n iawn. Os ydych chi (er enghraifft) yn cael cemotherapi, sy'n achosi pyliau o flinder, byddai'ch teulu'n naturiol yn eich helpu gyda thasgau bob dydd nes eich bod chi'n ffit eto. Mae anallu i reoli gweithgareddau bywyd bob dydd sy'n barhaol ac nad yw'n cael ei achosi gan unrhyw salwch neu ddigwyddiad yn destun pryder.

Wrth i ni heneiddio mae llawer ohonom ni'n ystyried cael help llaw ar gyfer tasgau sy'n dod yn fwy beichus. Mae hyn yn naturiol ac ni ddylid drysu hyn ag anallu i reoli gweithgareddau bywyd bob dydd o ddydd i ddydd. Felly, er enghraifft, os yw garddwr brwd yn gweld bod torri'r gwrychoedd yn mynd yn rhy anodd a'i fod yn cymryd llawer o amser, a'i fod yn cyflogi garddwr i wneud hyn fel y gall ganolbwyntio ar fwynhau cyflawni tasgau arferol yn yr ardd, ni fyddai hyn yn destun pryder. Yn hytrach, byddai'n cael ei ystyried yn gam doeth. Os yw'r un garddwr brwd yn rhoi'r gorau i botsian o amgylch yr ardd ac yn gwneud esgusodion am hyn, yn dechrau hau rhes o blanhigion ac yna'n colli diddordeb cyn gorffen y dasg, yn methu ag enwi'r planhigion neu'n 'anghofio' chwynnu gwely llawn blodau gwych, bydd y darlun yn un tra gwahanol.

Fel y nodwyd, un o'r meini prawf y mae meddygon yn ei ddefnyddio (ac nid dyma'r unig un) i wahaniaethu rhwng camau cynnar dementia mewn claf a dynodiad MCI yw'r gallu parhaus i gyflawni gweithgareddau bywyd bob dydd. Felly, os oes gennych chi MCI, byddwch yn dal i allu cyflawni'ch gweithgareddau bob dydd hyd yn oed os yw'n cymryd mwy o amser i chi bellach neu'ch bod wedi gorfod addasu sut rydych chi'n mynd o'i chwmpas hi. Y cwestiwn felly yw, a allwn ni ddefnyddio'r weithred o gyflawni gweithgareddau bywyd bob dydd i helpu ein MCI?

Rydw i'n credu y gallwch chi.

Defnyddio neu golli

Rydyn ni'n clywed yr ymadrodd Saesneg 'use it or lose it' byth a hefyd ond beth yn union yw ei ystyr? Mae llawer o bobl yn ei gymryd i olygu y dylen ni barhau i 'ymarfer' yr ymennydd trwy wneud croeseiriau, sudoku neu bosau papur eraill. Roedd darn diweddar o ymchwil a adroddwyd yn y *British Medical Journal*[1] fel pe bai'n chwalu'r syniad hwn, ond yna mae'r rhan fwyaf o arbenigwyr wedi gwybod ers tro byd mai'r cyfan mae gwneud posau a gemau'r ymennydd yn llwyddo i'w wneud yw eich gwneud chi'n well wrth wneud posau a gemau'r ymennydd – ac yna dim ond yn well am wneud y rhai rydych chi wedi dod i arfer â'u gwneud nhw.

Mae'n wir, fodd bynnag, os byddwch yn rhoi'r gorau i

ymarfer unrhyw weithgaredd, y byddwch yn colli'r gallu i'w wneud – byddwch chi'n mynd yn 'rhydlyd'. Mae'r rhan fwyaf o bobl yn gyfarwydd â'r gred, os ydych chi'n dysgu nofio neu reidio beic, nad ydych chi'n colli'r gallu hwnnw, ac mae hyn yn wir. Mae'ch ymennydd wedi dysgu'r patrwm gweithgaredd sydd ei angen i gyflawni'r weithred. Hyd yn oed os na fyddwch chi'n reidio beic am sawl degawd, byddwch yn gallu dysgu sut mae gwneud hynny eto'n gyflym iawn. Y rheswm am hyn yw bod eich ymennydd wedi dysgu'r dilyniant a'r ymateb echddygol yn wreiddiol, ac mae'r wybodaeth honno'n dal i fod wedi'i hamgodio yn ei synapsau a'i gylchedau – ond ychydig o fireinio fydd ei angen. Os nad ydych chi wedi reidio beic ers amser maith, fe welwch eich bod yn gallu gwneud y pethau cywir a chadw eich cydbwysedd o hyd, ond bydd eich sgiliau'n arafach ac efallai na fyddwch chi mor hyderus nac mor egnïol (a fydd yn effeithio ar ba hyd y gallwch chi feicio).

Profwch wirionedd hyn trwy feddwl am unrhyw un o'ch ffrindiau (neu efallai chi'ch hun) sy'n defnyddio sat nav yn y car yn rheolaidd. Yn y pen draw, fydd pobl sy'n rhy ddibynnol ar y sat nav ddim yn gallu gyrru i rywle hebddo. Yn wir, mae gen i gydweithiwr sy'n gyrru'n rheolaidd i fy nhŷ i (bump neu chwe gwaith y flwyddyn efallai). Bob tro, bydd yn fy ffonio ymlaen llaw i ofyn am y cod post i'w roi yn ei sat nav. Pan ddywedais wrthi unwaith ei bod wedi gyrru i fy nhŷ i droeon ac y dylai fod yn gwybod y ffordd erbyn hyn, eglurodd nad oedd hi'n gallu cofio'r ffordd oherwydd ei bod hi'n gadael i'r sat nav ei chyfarwyddo ac nad oedd yn gwneud unrhyw ymdrech i sylwi ar unrhyw nodweddion ar y ffordd.

Mae'n bwysig ein bod ni'n ailystyried yr hyn a olygir gan yr ymadrodd 'defnyddio neu golli' a'i ehangu i gynnwys pob agwedd ar ein bywyd bob dydd – ein holl 'weithgareddau bywyd bob dydd', a dweud y gwir – hynny yw, yr holl bethau rydyn ni'n eu gwneud yn ddyddiol neu'n wythnosol i barhau i fyw ein bywydau bob dydd.

Wrth i ni arafu gydag oedran mae'n naturiol lleihau rhai gweithgareddau. Efallai na fydd pethau a oedd yn ein denu ni yn ein hieuenctid bellach yn ymddangos mor ddiddorol (dringo mynyddoedd neu redeg marathonau). Bydd ein gallu corfforol yn lleihau, ac yn naturiol byddwn yn lleihau'r gweithgareddau mwy egnïol o blaid y rhai sy'n cymryd llai o egni ac ymdrech (gwylio criced yn hytrach na'i chwarae, efallai). Mae'n bosibl y bydd ein cylch cymdeithasol yn crebachu, a heb i ni hyd yn oed sylweddoli ein bod yn gwneud hynny, byddwn yn gwneud llai o ymdrech i gwrdd â phobl newydd neu i ehangu ein cylch cydnabod a ffrindiau. Efallai y byddwn yn gwneud newidiadau i'n harferion i arbed amser. Hwyrach y byddwn yn rhoi'r gorau i rai hobïau a diddordebau am nad ydyn nhw'n apelio cymaint bellach neu am eu bod yn golygu cyfaddawdu yn ein perthynas ag eraill (er enghraifft, efallai y byddwn yn penderfynu nad yw mynd i ymarfer pêl-droed bob wythnos yn werth y cwynion a gawn gan ein cymar sydd gartref). Mae'r holl newidiadau hyn yn naturiol ac yn gyffredin ymhlith pobl hŷn, ac nid wyf yn awgrymu bod unrhyw beth o'i le yn y bôn gyda chymryd pethau ychydig yn arafach.

Materion bob dydd

Rwy'n mynd i awgrymu y gallwch chi gymryd camau i helpu'ch MCI trwy'r gweithgareddau rydych chi'n eu gwneud bob dydd. Nid oes angen i chi ymuno â chlwb, mynd i'r gampfa, dechrau dosbarthiadau neu ddechrau gwneud posau a chwarae gemau oni bai eich bod chi eisoes yn mwynhau gwneud y pethau hyn. Gadewch i ni edrych eto ar yr awgrym a wnes i ym Mhennod 1 i ddarlunio sut mae'r ymennydd yn ymdopi â cholled niwral.

Wrth esbonio dementia yn fy sesiynau hyfforddi rwy'n aml yn dweud bod yr hyn sy'n digwydd yn debyg i'r profiad o yrru o amgylch tref. Os yw ffordd ar gau (efallai oherwydd gwaith ffordd), bydd traffig yn cael ei ddargyfeirio i lwybr gwahanol. Os ydych chi'n dilyn y llwybr arall hwn a'i fod yn brysur, er enghraifft, oherwydd damwain, efallai y byddwch chi'n troi oddi ar y llwybr ac yn dilyn ffordd gefn, ac os ydych chi'n adnabod yr ardal, byddwch yn dod o hyd i'r ffordd i'ch cyrchfan trwy gymryd cyfres o ddargyfeiriadau nad ydyn nhw'n llwybr uniongyrchol, ond sydd yn eich tywys i ben eich taith yr un fath. Pan fydd rhannau o'r ymennydd yn cael eu niweidio, efallai y bydd angen i'r broses meddwl, cynllunio a gweithredu gymryd llwybr hirach na'r ffordd uniongyrchol, ac mae'r ymennydd yn dda iawn am ddefnyddio gwyriadau o'r fath i gyrraedd y nod. Gan amlaf, nid ydym yn ymwybodol o'r broses 'ddargyfeirio' hon.

Nawr, dywedwch ein bod ni'n dod i arfer â'r gwyriad rydyn ni wedi'i gymryd – efallai ei fod yn ymddangos fel llwybr haws, llai prysur. Mae'n bosibl y byddwn yn penderfynu dilyn y llwybr hwn bob tro o hyn ymlaen. O dipyn i beth, efallai y byddwn yn anghofio'r hen lwybr yn gyfan gwbl oherwydd nad ydyn ni bellach yn ei ddefnyddio wrth deithio. Os ydyn ni'n cael ein gorfodi i ddilyn yr hen lwybr, efallai y byddwn yn teimlo ychydig yn bryderus am y peth am nad ydyn ni'n gyfarwydd â'r llwybr hwnnw mwyach. Efallai y byddwn ni'n osgoi ei ddefnyddio oherwydd y nerfusrwydd hwn neu'n gofyn i rywun arall ein gyrru. Gall pryder o'r fath gronni yn ein meddwl i'r graddau ein bod yn gwrthod mynd ar yr hen lwybr byth eto. Mae'n troi'n 'fwgan' mawr ac rydyn ni wedi cael ein gorfodi i gyfyngu ar ein bywydau oherwydd yr ofn hwn o newid llwybr.

Wrth gwrs, nid wyf yn sôn yn llythrennol am yrru yma, er y byddwn yn trafod y weithred o yrru car maes o law yn y bennod hon. Rwy'n defnyddio'r syniad hwn o waith ffordd a gwyriadau i ddangos sut y gallwn ni ddychmygu'r ymennydd yn gweithio ac yna dychmygu sut y gall peidio ag ymarfer yr ymennydd gyfyngu'n raddol ar ein dewis o weithredoedd a chyfyngu ar ein safbwynt i'r graddau nad yw'r ymennydd yn gallu meddwl am 'lwybr' amgen ac nad yw'n gallu defnyddio'r llwybr hwnnw hyd yn oed os yw ar gael.

Na, yr hyn rwy'n ei awgrymu yw eich bod yn parhau i wneud y pethau bob dydd rydych chi'n eu gwneud bob dydd. Peidiwch ag ildio i'r demtasiwn ac osgoi gwneud rhywbeth oherwydd ei fod yn ymddangos fel 'cymaint o ymdrech'. Mae ymdrech yn dda i chi ac i'ch ymennydd. Pan fyddwch chi'n meddwl am ryw dasg bob dydd, peidiwch â meddwl ei bod yn mynd i fod yn anodd neu'n ddiflas neu'n syrffedus. Bob tro y byddwch chi'n gwneud y dasg hon, credwch ei bod yn cadw'ch ymennydd yn heini ac yn fywiog. Mae gwneud y pethau rydych chi wedi arfer eu gwneud yn bwysig. Os ydych chi'n gadael i rywun arall neu rywbeth arall (fel peiriant) wneud y dasg ar eich rhan, rydych chi'n caniatáu i'ch ymennydd golli ychydig o'i allu i weithredu.

Ydych chi'n cofio'r stori am fy ffrind sy'n 'gaeth' i ddefnyddio ei sat nav? Os ydych chi'n gadael i'r sat nav ddweud wrthych chi ble i fynd bob tro, bydd eich ymennydd yn rhoi'r gorau i geisio dod o hyd i'r llwybr. Os yw'r ymennydd yn stopio gwneud rhywbeth yn ddigon hir, mae'n colli'r gallu i wneud y peth hwnnw. Mae'r llwybrau niwral yn crebachu.

Wrth gwrs, nid yw hynny yn golygu na ddylech chi byth ddefnyddio rhywbeth sy'n eich helpu i gwblhau tasg yn gynt neu'n haws. Pam golchi'r llestri os yw'r peiriant golchi llestri yn gwneud y dasg yn hawdd ac yn dda? Ond peidiwch ag anghofio sut i olchi'r llestri â llaw, neu efallai y byddwch chi mewn picil pan fydd angen atgyweirio'r peiriant golchi llestri.

Gadewch i ni edrych ar rai – 'gweithgareddau bywyd bob dydd', – a gweld sut gallwn ni ddefnyddio'r camau a'r tasgau hyn i helpu ein hymennydd i gadw'n egnïol ac yn fywiog.

Tasgau yn y cartref

Mae'n rhaid i bawb sy'n byw'n annibynnol (hynny yw, nid mewn gofal preswyl) gyflawni tasgau yn y cartref bob dydd – pethau fel hwfro'r carpedi, golchi llestri, gwneud y golch, coginio prydau a mynd â'r sbwriel allan. Mae'r tasgau hyn yn rhan o fyw'n annibynnol. Maen nhw'n dangos i eraill ein bod ni'n gallu gweithredu heb help. Os ydych chi'n gorfod treulio cyfnod yn yr ysbyty a'ch bod yn oedrannus ac yn byw ar eich pen eich hun, cyn i chi gael eich rhyddhau o'r ysbyty, bydd y tîm gofal cymdeithasol yn sicrhau eich bod yn gallu symud o gwmpas eich cartref, gwisgo, dadwisgo a gwneud diod boeth a byrbryd syml. Os na allwch chi wneud y pethau hyn, efallai y byddan nhw o'r farn na allwch chi weithredu'n annibynnol.

Mae llawer o dasgau'r cartref yn rhai digon cyffredin a hyd yn oed yn ddiflas i'w cyflawni, ond ystyriwch sut mae pob tasg yn defnyddio ein hymennydd.

Golchi llestri

Mae golchi llestri yn defnyddio'r ymennydd wrth *ddidoli'r* gwahanol eitemau i'w *golchi, cyfrifo* gwres y dŵr a faint o sebon i'w ddefnyddio, *dadansoddi'r* drefn y dylid golchi eitemau (eitemau glanach cyn y rhai mwy budr a seimllyd, er enghraifft), defnyddio *cydsymud llaw-llygad* er mwyn symud llestri o'r sinc i'r draeniwr heb eu torri, a *threfnu'r* broses gyfan – golchi, sychu, rhoi gadw. Hyd yn oed os ydych chi'n defnyddio peiriant golchi llestri ar gyfer y golchi llestri go iawn, bydd yn rhaid i chi drefnu eitemau, rhoi powdwr neu hylif rinsio yn y peiriant, a dewis y rhaglen gywir, a bydd yn rhaid i chi ddadlwytho a rhoi eitemau gadw maes o law.

Hwfro neu lanhau lloriau

Ar gyfer y dasg hon mae angen i ni asesu'r ardal i'w glanhau (ychydig funudau gyda'r sugnwr llwch neu ymdrech fawr i symud dodrefn), *deall* sut i ddefnyddio'r peiriant, *meddwl am* y weithdrefn i sicrhau bod yr ystafell gyfan yn cael ei glanhau, *cofio* pa rannau sydd wedi'u glanhau a pha rannau mae angen eu gwneud o hyd, asesu'r sefyllfa ar ôl gwneud y dasg ac ail-wneud unrhyw rannau sydd wedi'u hepgor.

Mynd â'r sbwriel allan

Mae angen i'n hymennydd *gydnabod* bod angen clirio'r sbwriel, *asesu* beth sy'n sbwriel a'r hyn sy'n annibendod mae angen ei roi gadw, *didoli'r* sbwriel i'r hyn y gellir ei ailgylchu ac i ba gynhwysydd (gall hyn fod yn heriol mewn rhai ardaloedd) a defnyddio *cydsymud llaw-llygad a chydbwysedd* i gario'r sbwriel y tu allan i'r biniau. Byddai angen i ni hefyd fod yn ymwybodol o'r dyddiad casglu sbwriel a chydlynu ein hymdrechion gyda'r dyddiad hwn.

Golch

Mae delio â golch yr aelwyd unwaith eto'n defnyddio'r gallu i *asesu* faint o ddillad budr sy'n disgwyl cael eu golchi, yr angen i *ddidoli'r* eitemau i'w golchi yn llwythi addas, *deall* sut mae'r peiriant golchi yn gweithio, *defnyddio'r* swm cywir a'r math cywir o bowdwr golchi, *cyflawni'r* dasg yn y drefn gywir (casglu, didoli, golchi, sychu, smwddio) a *threfnu'r eitemau gorffenedig yn gategorïau* a'u rhoi gadw yn y llefydd cywir ar ddiwedd y broses.

Pan fyddwch chi'n asesu tasgau syml y cartref fel hyn, fe welwch chi faint o alluoedd rydych chi'n eu defnyddio dim ond wrth gyflawni'r gweithgareddau bywyd bob dydd hyn. Mae'n anhygoel bron nad yw eich ymennydd wedi blino'n lân wrth wneud y tasgau bob dydd hyn yn unig!

Felly, drwy ofyn i rywun arall wneud un o'r tasgau hyn ar eich rhan, rydych chi'n amddifadu eich ymennydd o ymarfer. Cofiwch, bob tro rydych chi'n gwneud un o'r gweithgareddau di-nod hyn, rydych chi'n cryfhau llwybrau niwral eich ymennydd. Ac nid gor-ddweud yw hyn. Mae pobl sydd â dementia yn raddol golli'r gallu i wneud yr holl bethau hyn: asesu, cyfrifo, rheoli, deall, trefnu a chofio.

Felly, un o'r pethau cyntaf a hawsaf y gallwch chi ei wneud os oes gennych chi MCI a'ch bod eisiau helpu'ch hun – hynny yw, ceisio atal unrhyw gynnydd i ddementia – yw parhau â'ch tasgau bob dydd arferol. Nid oes ots os yw gwneud yr hyn rydych chi wedi'i wneud erioed yn cymryd mwy o amser, neu os oes rhaid i chi ganolbwyntio mwy i gyflawni'ch nod. Cofiwch fod pob tasg yn ymarfer yr ymennydd.

Siopa

Rydyn ni i gyd yn gwybod fod y rhyngrwyd wedi chwyldroi ein bywydau – ac mae siopa yn un o'r enghreifftiau amlycaf efallai. Os na allwn ni ddod o hyd i rywbeth yn y siopau, bydd llawer ohonom ni'n dweud, 'fe wnaf i ei brynu ar-lein'. Hyd yn oed os ydych chi'n un o'r bobl brin hynny sydd byth yn siopa ar-lein, bydd y rhyngrwyd yn effeithio ar sut rydych chi'n siopa. Mae'r siopau mawr bellach yn gwneud eu holl gyfrif stoc drwy'r we ac yn gallu dweud wrthych, 'Mae gan ein siop yn (enw'r dref) yr eitem mae arnoch chi ei heisiau os ydych am fynd yno'. Neu byddan nhw'n cynnig archebu eitem a'ch bod chithau'n mynd i'w chasglu nes ymlaen. Maen nhw'n gallu gwneud hyn oherwydd eu bod nhw'n gallu archebu ar-lein a chymryd eich manylion ar eu cyfrifiadur, gan roi gwybod i chi pan fydd yr eitem wedi cyrraedd.

Mae rhai pobl hŷn yn cael eu siopa mawr wythnosol neu fisol wedi'i gludo i'r tŷ, ar ôl archebu'r hyn mae arnyn nhw ei eisiau ar-lein. Mewn rhai ffyrdd, mae hyn yn debyg iawn i sut roedd ein rhieni a'n neiniau a'n teidiau yn byw. Roedd fy mam yn arfer gollwng ei 'llyfr archebion' gyda'r groser lleol bob wythnos ac roedd yr eitemau yn ei harcheb yn cael eu danfon yn daclus mewn bocs cardbord yn ddiweddarach yn yr wythnos. Bellach, efallai mai mab neu ferch gymwynasgar a fydd yn 'mynd ar-lein' ac yn gosod yr archeb, a bydd gyrrwr cyfeillgar yn dod â'r nwyddau ar y dyddiad penodedig.

Gall siopa ar-lein fod yn niweidiol i'r stryd fawr, fel y clywn ni'n aml yn y cyfryngau, ond mae'n gyfleus ac yn ddefnyddiol, a gellir dadlau ei fod yn defnyddio'r ymennydd llawn cymaint â cherdded o amgylch nifer o siopau a chymharu nwyddau go iawn yn hytrach na lluniau o nwyddau. Yn wir, gall ceisio penderfynu a yw dilledyn penodol neu eitem arbennig o fwyd yr union beth sydd ei angen fod yn 'ymarfer' da iawn i'r ymennydd. Er mwyn darganfod mwy am yr eitem nag y mae'r lluniau syml yn ei ddangos, fel arfer bydd angen darllen disgrifiad, gwahanol is-benawdau fel 'cynhwysion' neu 'cynnwys y ffabrig', ac weithiau bydd angen clicio ar yr 'adolygiadau' i ddarllen barn cwsmeriaid eraill ar y cynnyrch.

Nid a ydych chi'n dewis siopa ar-lein neu'n cerdded o gwmpas y siopau yw'r pwynt. Yr hyn sy'n bwysig yw eich bod yn parhau i wneud eich siopa eich hun. Os oes gennych chi broblem gorfforol sy'n eich atal rhag cyrraedd y siopau, yna dylech o leiaf wneud yr ymdrech i ddewis y pethau rydych chi am eu prynu eich hun. Mae siopa bwyd ar-lein, mewn gwirionedd, yn syml iawn – mae'r archfarchnadoedd yn gwneud yn siŵr o hynny. Hyd yn oed os ydych chi'n teimlo nad ydych chi'n dda iawn gyda chyfrifiaduron, efallai y gallech chi ddysgu sut mae gwneud hyn. Os oes rhaid i chi adael i berthynas neu ffrind reoli'ch siopa ar-lein ar eich rhan, gwnewch yn siŵr nad ydych chi'n dirprwyo'r dewisiadau a'r penderfyniadau hollbwysig. Ysgrifennwch eich rhestrau eich hun a'u trafod gyda'ch 'arbenigwr cyfrifiadurol' sy'n eich cynorthwyo; peidiwch â derbyn yr un archeb siopa bob wythnos neu – yn waeth fyth – adael i rywun arall benderfynu beth fyddwch chi'n ei fwyta yn y dyddiau nesaf.

Os gallwch chi fynd allan i siopa, mae'n werth gwneud hynny, hyd yn oed i nôl rhai eitemau penodol. Mae teithio i'r siopau, dewis pa siopau i ymweld â nhw, archwilio a chymharu nwyddau a rhyngweithio gyda gweithwyr siopau a chwsmeriaid eraill yn ysgogi'ch ymennydd – ac mae cerdded o gwmpas yn dda i'ch iechyd corfforol hefyd.

Pa ffordd bynnag rydych chi'n dewis gwneud eich siopa (neu'n cael eich gorfodi i wneud hynny efallai), cofiwch wneud cymaint ohono ag y gallwch chi eich hun.

Gyrru

Mae gyrru'n haeddu pennawd ar wahân oherwydd mae'n gallu bod yn destun pryder go iawn – nid yn unig i'r gyrrwr, ond hefyd i berthnasau iau neu ffrindiau sydd o bosibl yn teimlo na ddylech fod yn gyrru mwyach. Yn fy ngwaith rwy'n aml yn cael sgyrsiau â phobl sy'n amharod iawn i siarad â'u meddyg, hyd yn oed os ydyn nhw'n poeni am eu cof, oherwydd eu bod yn argyhoeddedig y bydd y 'doctor yn dweud mod i ddim yn cael gyrru'. Mae'r llyfr hwn yn ymwneud ag MCI ac nid â dementia yn benodol, ond gallai roi tawelwch meddwl i'r bobl uchod wybod nad yw diagnosis o ddementia, yn ôl y gyfraith ar hyn o bryd, yn gwahardd rhywun rhag gyrru yn awtomatig.

Mae yna ddwy ochr gyferbyniol ddiddorol i hyn. Nid yw llawer o bobl, wrth iddyn nhw heneiddio, yn hoffi gyrru cymaint ag oedden nhw. Mae hyn yn rhannol oherwydd bod mwy o draffig ar y ffyrdd, yn rhannol oherwydd eu bod yn gwybod eu bod yn ymateb yn arafach neu oherwydd problemau gyda'u golwg neu eu hyblygrwydd (mae gyrru car yn golygu symud y corff cryn dipyn, yn enwedig wrth barcio, ac ati), ac yn rhannol oherwydd eu bod yn llwyr ymwybodol o'r peryglon posibl. Ychydig iawn o bobl sy'n hoffi cyfaddef eu bod yn teimlo felly, ond efallai y gwelwch chi eich bod chi'n osgoi gyrru pellteroedd hir neu mewn ardaloedd mwy anghyfarwydd. Os bydd rhywun yn cynnig eich gyrru, mae'n bosibl y byddwch yn fwy tebygol o dderbyn y cynnig nag y byddech chi yn y gorffennol. Efallai nad ydych chi'n osgoi gyrru ond eich bod chi'n teimlo'n fwy nerfus wrth ystyried taith hir neu gymhleth.

Ar y llaw arall, 'does neb eisiau cael ei atal rhag gyrru. Mae llawer o bobl yn gwrthwynebu'n chwyrn pan fydd aelodau iau o'r teulu yn awgrymu, er enghraifft, y dylen nhw ildio'u trwydded yrru. O'u holi, byddai'r rhan fwyaf o bobl yn dweud eu bod nhw'n gyndyn i'w hildio am eu bod nhw eisiau 'cadw eu hannibyniaeth'. Yn wir, mae problem trafnidiaeth gyhoeddus wael, cau siopau ac amwynderau lleol, ynghyd â llai o egni a thrafferthion corfforol heneiddio, i gyd yn golygu y gall byw heb gar fod yn gaethiwus iawn.

Felly sut ydych chi'n delio â dwy agwedd gyferbyniol y broblem?

Yn gyntaf, ceisiwch roi eich teimladau am y sefyllfa o'r neilltu. Nid yw'r awgrym y gallech fod yn ei chael hi'n anoddach gyrru neu nad ydych chi o bosibl yn ddiogel wrth yrru mwyach yn adlewyrchiad o'ch gwerth fel person. Nid yw chwaith o reidrwydd yn awgrymu eich bod yn mynd yn fwy eiddil. Dim ond barn rhywun arall ydyw. Os gallwch chi ystyried y mater yn bwyllog a heb emosiwn, byddwch yn gallu gwneud y penderfyniadau cywir am yrru.

Yn ail, ni waeth a ydych chi'n teimlo'n fwy nerfus eich hun neu fod anwylyd yn awgrymu nad ydych chi'n ffit i yrru, dylech gael barn ddiduedd. Mae sawl ffordd o wneud hyn. Mae'r Gymdeithas Frenhinol er Atal Damweiniau (RoSPA) yn cynnig asesiad gyrru i bobl sydd eisiau barn onest. Nid 'prawf' yw hwn, ac ni fyddan nhw yn rhannu canlyniad eich asesiad gydag unrhyw un arall. Fodd bynnag, byddan nhw'n cynnig barn ddiduedd ar eich sgiliau gyrru ac yn rhoi adroddiad un i un i chi ar ôl yr asesiad, ynghyd ag awgrymiadau i'ch helpu i yrru'n fwy diogel yn y dyfodol.[2] Mewn rhai siroedd yn y Deyrnas Unedig, mae Ysgolion Gyrru Uwch yn cynnig gwasanaeth tebyg.

Yn drydydd, ewch ati i gymryd camau synhwyrol. Mae gwefan RoSPA yn cynnig nifer o awgrymiadau diogelwch i yrwyr hŷn sy'n cael eu crynhoi yma fel a ganlyn:

- Gwnewch yn siŵr nad yw eich iechyd cyffredinol yn eich gwahardd rhag gyrru.
- Gofalwch gael profion llygaid rheolaidd er mwyn sicrhau eich bod yn ddiogel i yrru.
- Cadwch eich car mewn cyflwr da a diogel ac ystyriwch newid eich car am fodel symlach neu fwy cyfforddus, os oes angen.
- Dylech osgoi gyrru mewn tywydd gwael.
- Cynlluniwch eich llwybr i osgoi gyrru ar ffyrdd sy'n peri problem i chi.
- Gwnewch drefniadau i ddefnyddio math arall o drafnidiaeth ar gyfer teithiau hir neu anodd.

Mae'r awgrymiadau hyn yn ddewisiadau doeth i unrhyw berson hŷn sy'n dymuno parhau i yrru. Mae gyrru yn sgil fecanyddol sydd wedi'i sodro yn yr ymennydd, ac mae llawer o bobl hŷn mewn gwirionedd yn yrwyr mwy diogel a chymwys na phobl iau, felly os ydych chi'n hapus i yrru ac yn dal i deimlo'n hyderus, yna dylech ddal ati. Ar y llaw arall, os ydych chi'n llai hyderus ac y byddai'n well gennych osgoi gyrru, yna cymerwch olwg ar yr holl opsiynau eraill sydd ar gael i chi. Rydyn ni'n ystyried rhai o'r rhain ym Mhennod 7.

Cymdeithasu

Yn ôl astudiaethau, gwelwyd bod bywyd cymdeithasol amrywiol, digon o wahanol ddiddordebau a chymysgu ag amrywiaeth eang o bobl yn cael eu hystyried, ynghyd â phrofiad addysgol eang, yn ffactorau amddiffynnol yn erbyn dementia, ond weithiau mae'n anodd gwahaniaethu achos ac effaith. Ydy person allblyg a chymdeithasol yn osgoi dementia oherwydd ei fywyd cymdeithasol amrywiol, neu ydy rhywun sy'n allblyg ac yn gymdeithasol yn llai tebygol o gael dementia oherwydd ei bersonoliaeth? Rydyn ni'n gwybod fod pobl â dementia yn tueddu i fynd yn llai cymdeithasol ac osgoi mynd allan a chymysgu gyda phobl nad ydyn nhw'n eu hadnabod yn dda. Ond rydyn ni hefyd yn gwybod fod dementia yn cymryd blynyddoedd lawer i ddatblygu i'r graddau bod y symptomau'n amlwg. Rhaid gofyn felly, ydy'r amharodrwydd i gymdeithasu yn arwydd cynnar iawn o ddementia?

Os gofynnir i'r teulu am arferion cymdeithasol, efallai y byddan nhw'n dweud bod eu perthynas 'wedi hoffi ei gwmni ei hun erioed' neu 'erioed wedi mwynhau partïon' neu 'ddim y math o berson i ymuno â chlybiau', ond gall fod yn anodd i deulu feddwl yn ôl yn ddigon pell i bennu a yw bod yn anghymdeithasol yn nodwedd cymeriad go iawn neu'n duedd sydd wedi datblygu'n ddiweddar. Gall plant sy'n siarad am eu rhieni oedrannus roi cyfrif anghywir iawn oherwydd yn eu blynyddoedd cynnar, fydden nhw heb fod yn ddigon aeddfed i ddadansoddi cymeriadau eu rhieni.

Ni waeth a ydych chi'n 'gymdeithasol' ai peidio, mae'n debygol eich bod yn cymysgu ag eraill, yn siarad â phobl fel cymdogion, yn mynd allan i siopa neu'n ymdrin â chrefftwyr, gan fod yr holl bethau hyn yn angenrheidiol i fodoli mewn cymdeithas. Felly, yn hytrach na siarad am 'fod yn gymdeithasol' mae'n rhaid i ni, efallai, ystyried a fu newidiadau yn eich ymwneud cymdeithasol arferol. Er enghraifft, ydych chi wedi dechrau osgoi ateb y drws ffrynt neu'r ffôn pan fyddech chi wedi gwneud hynny o'r blaen heb feddwl? Ydych chi'n gofyn i eraill gyflawni tasgau sy'n gofyn i chi fynd at ddieithriaid a siarad â nhw – er enghraifft, os oes angen i chi wneud ymholiadau mewn banc neu swyddfa bost? Ydych chi bob amser yn mynd i siopau cyfarwydd lle maen nhw'n gwybod beth rydych chi'n debygol o fod ei angen?

Os ydych chi wedi newid eich arferion cymdeithasol, efallai bod gennych resymau da dros wneud hynny. Mae'n bosibl bod eich clyw wedi dirywio a'ch bod yn ei chael hi'n anodd deall beth mae eraill yn ei ddweud. Neu efallai bod problem gorfforol yn gwneud symud o gwmpas yn anodd i chi felly nid ydych yn gallu mynd allan cymaint ag o'r blaen. Ond gellir goresgyn problemau fel hyn i'r rhai sy'n dal i fod eisiau mwynhau gwneud yr hyn y maen nhw wedi arfer ei wneud. Ar y llaw arall, os ydych chi'n dewis peidio â gwneud y pethau y byddech chi'n arfer eu gwneud, neu'r tasgau cyffredin yna roeddech chi'n arfer eu gwneud bob dydd, mae hyn yn destun pryder.

Os oes gennych chi MCI, efallai eich bod chi'n ymwybodol o'r rhesymau dros ddechrau newid eich arferion cymdeithasol. Mae'n bosibl eich bod yn ei chael hi'n anoddach dilyn rheolau gêm rydych chi'n ei chwarae'n rheolaidd (fel bridge neu golff), ac felly nid ydych yn ei chwarae mor aml. Neu hwyrach eich bod chi'n anghofio enwau pobl rydych chi'n dod ar eu traws bob dydd felly rydych chi'n mynd allan o'ch ffordd i osgoi eu gweld rhag creu embaras. Mae'n bosibl y bydd dod o hyd i'ch ffordd i leoedd newydd wrth yrru yn fwy o her i chi ac felly rydych chi'n ceisio osgoi mynd i unrhyw le newydd. Efallai eich bod chi'n drysu wrth siopa ac yn anghofio rhai eitemau roeddech chi wedi bwriadu eu prynu, felly yn y dyfodol rydych chi'n gwrthod siopa ar eich pen eich hun. Mae'r rhain i gyd yn enghreifftiau cyffredin o achlysuron bob dydd pan all MCI effeithio ar eich ymddygiad cymdeithasol.

Mae'n bosibl eich bod yn pendroni beth dylech chi ei wneud os yw rhai o'r enghreifftiau hyn o osgoi rhyngweithio cymdeithasol bob dydd, neu bob un ohonyn nhw, yn wir yn eich achos chi. Efallai eich bod chi'n gofyn i chi eich hun oes ots a ydych chi'n newid eich arferion cymdeithasol er mwyn osgoi sefyllfaoedd a allai fod yn anodd i chi.

Rwy'n awgrymu eich bod chi'n cofio hyn: *defnyddio sgìl, neu ei golli*. Bob tro y byddwch chi'n gwneud esgus i osgoi sefyllfa sy'n ymddangos yn anodd i chi, rydych chi'n rhoi 'esgus i beidio â gwneud rhywbeth' i'ch ymennydd, ffordd o anghofio sut i weithredu yn y sefyllfa honno. Bob tro y byddwch chi'n osgoi sefyllfa, bydd hi'n anoddach o lawer ymdrin â'r sefyllfa honno y tro nesaf. Diwedd y gân yw na fyddwch chi'n gallu ymdopi â'r achlysur cymdeithasol hwn o gwbl.

Beth gallwch chi ei wneud os ydych chi'n ymwybodol eich bod chi'n dechrau osgoi achlysuron cymdeithasol oherwydd y posibilrwydd o ddrysu? Gofynnwch i rywun rydych chi'n ymddiried ynddo am help i hwyluso pethau i chi. Os oes gennych chi berson pwyllog a dibynadwy gyda chi a all eich helpu i ymdopi â'ch ofnau a rhoi hyder i chi mewn sefyllfa gymdeithasol, gall hyn wneud gwahaniaeth, ond nid ydych am ddod yn ddibynnol ar y person hwnnw – yn hytrach, rydych chi am i'r person eich helpu i ddod o hyd i'ch ffordd yn ôl i'r chi hyderus yr oeddech chi.

Mae cymryd camau llai yn ffordd arall o fynd i'r afael â'r broblem hon. Er enghraifft, os ydych chi'n cael pwl o banig oherwydd eich bod chi'n drysu yn ystod taith siopa, beth am fynd i siopa ar adeg dawel. Ysgrifennwch restr fer o eitemau i'w prynu a meddyliwch am y llwybr i'r siopau a'r hyn fydd arnoch chi ei angen – arian a bag siopa, efallai. Os ydych chi'n drysu wrth wneud hobi rheolaidd fel chwarae bridge neu golff, dylech ymddiried mewn ffrind neu gymar chwarae a gofyn i'r ffrind eich helpu. Neu gallech ddewis chwarae gyda phobl rydych chi'n eu hadnabod yn dda yn unig ac mewn lleoliadau cyfarwydd. (Ond cofiwch, peidiwch â rhoi'r gorau i chwarae.) Gallech chwarae gemau byrrach neu dynnu'n ôl o gystadlaethau ond daliwch ati i chwarae mewn 'gemau cyfeillgar' lle mae eich gallu yn llai pwysig i dîm.

Os ydych chi'n gyndyn o fynd i ddigwyddiadau cymdeithasol am nad ydych chi'n hoffi gyrru ar ôl iddi dywyllu neu barcio mewn lleoliad lletchwith, ceisiwch weld a all rhywun gynnig lifft i chi. Mae pobl yn aml yn falch o wneud hyn oherwydd mae llawer o bobl yn casáu cyrraedd rhywle ar eu pennau eu hunain, felly efallai eich bod yn gwneud ffafr â rhywun wrth ofyn. Gallwch bob amser gynnig cyfrannu at y costau tanwydd.

Os oes gennych chi MCI, efallai y byddwch chi'n gweld bod rhai gweithgareddau bob dydd yn mynd yn anoddach i chi, ond y peth pwysig – y gwahaniaeth rhwng MCI a dementia – yw eich bod chi'n gallu eu gwneud nhw o hyd. Cofiwch ei bod hi'n bwysig eich bod chi'n dal i'w gwneud nhw. Pwyll piau hi wrth eu gwneud nhw, rhowch systemau ar waith i wneud bywyd yn haws i chi, ond daliwch ati i'w gwneud. Po fwyaf y byddwch chi'n gwneud gweithgareddau, mwya'n byd fydd eich ymennydd yn parhau i osod y llwybrau sy'n eich galluogi i barhau i'w gwneud.

Pwyntiau allweddol

- Gweithgareddau bywyd bob dydd (ADL) yw'r pethau rydych chi'n eu gwneud bob dydd.
- Mae'n hawdd rhoi'r gorau i wneud pethau pan fyddan nhw'n mynd yn anoddach i'w cyflawni.
- Mae gwneud unrhyw beth yn llai aml yn golygu y bydd yn anoddach i'w wneud.
- Ar bob cyfrif, dewch o hyd i ffyrdd haws o wneud pethau bob dydd, ond peidiwch â rhoi'r gorau i'w gwneud.
- Mae hyd yn oed gwneud pethau syml fel tasgau yn y cartref a siopa yn cadw'r ymennydd yn fywiog.
- Dylech ymarfer technegau gyrru mwy diogel.
- Daliwch ati gyda'ch cysylltiadau cymdeithasol a'ch diddordebau hamdden.

Ôl-nodiadau

1 Staff, R.J., Hogan, M.J., Williams, D.S. a Whalley, L.J. (2018) 'Intellectual engagement and cognitive ability in later life (the "use it or lose it" conjecture): Longitudinal, prospective study.' *BMJ 363*, k4925, doi:10.1136/bmj.k4925.

2 Gweler www.rospa.com/road-safety/advice/drivers/older

Pennod 5

Ffactorau a allai hybu gwybyddiaeth

Er nad ydyn ni'n dal yn siŵr o achos neu achosion dementia, mae llawer mwy yn hysbys bellach am y ffactorau risg unigol – y ffactorau a allai eich gwneud yn fwy tebygol o ddatblygu problemau gwybyddol. Mae'n dilyn bod y pethau hynny sy'n cynyddu'r risg o ddatblygu dementia hefyd yn debygol o gynyddu'r risg o amhariad gwybyddol ysgafn (MCI). Credir mai cyfuniad o ffactorau genetig ac amgylcheddol sydd wrth wraidd y risg uwch hon. Mae ymchwil wedi dangos y gallwn effeithio ar ffactorau amgylcheddol drwy wneud newidiadau i'n ffordd o fyw a gwneud y dewisiadau cywir mewn bywyd. Trafodwyd rhai o'r rhain ym Mhennod 3, ac yn y bennod hon byddwn yn edrych ar y ffactorau risg amrywiol ar gyfer dementia ac yn bwrw golwg ar sut y gallwn ni effeithio ar y rhain yn benodol o ran MCI.

Dyma'r ffactorau a all wneud gwahaniaeth (ar sail yr hyn rydyn ni'n ei wybod ar hyn o bryd):

- deiet a maeth
- ymarfer corff
- bywyd cymdeithasol a rhwydweithiau cymdeithasol

- cynyddu plastigrwydd yr ymennydd
- lleihau straen
- mynd i'r afael â phroblemau iechyd penodol
- cael digon o gwsg.

Deiet a maeth

Roedd Pennod 3 yn cynnwys trafodaeth ar 'ddeiet da ac iach' – beth mae hynny'n ei olygu a beth nad yw'n ei olygu – a phwysleisiwyd bod y farn am hynny'n newid yn gyson. Er enghraifft, ers y 1990au, derbyniwyd fel ffaith y dylen ni i gyd fod yn bwyta deiet braster isel er lles ein calonnau. Ond yn ddiweddar mae yna farc cwestiwn am y ffaith honno, a'r awgrym nawr yw bod braster – y 'math cywir o fraster' – yn hanfodol i iechyd da mewn gwirionedd. Mae llawer o lyfrau wedi'u hysgrifennu am ddeiet ac mae llawer iawn o waith ymchwil wedi'i wneud i archwilio a fydd bwyd neu fwydydd penodol yn gwneud gwahaniaeth i wahanol gyflyrau ac afiechydon. Yn anffodus, nid oes unrhyw atebion pendant o hyd ynglŷn â pha mor fuddiol yw rhai bwydydd i wybyddiaeth. Y cyngor cyffredinol yw bod deiet sy'n llesol i iechyd y galon hefyd yn ddeiet sy'n llesol i'r ymennydd, ond fel rydyn ni eisoes wedi sôn, mae marc cwestiwn hyd yn oed ynghylch ystyr 'deiet sy'n llesol i iechyd y galon' bellach.

Mae'r cyfryngau yn aml yn sôn am 'fwydydd daionus' neu 'superfoods' a fydd, o'u bwyta, yn cael effaith ddramatig ar ein hiechyd. Yn anffodus, fel arfer nid oes modd nodi budd neu les heb fwyta lefelau sylweddol iawn o'r bwydydd unigol hyn, ac osgoi llawer o fwydydd eraill.

Yr un peth y mae'r rhan fwyaf o arbenigwyr yn unfryd yn ei gylch yw nad yw eithrio unrhyw un elfen fwyd o'n deiet yn beth iach i'w wneud, oni bai bod prawf bod y bwyd hwnnw yn achosi anhwylder (er enghraifft, mae'n rhaid i bobl sy'n dioddef o glefyd coeliag osgoi bwyta glwten; ni ddylai eraill eithrio'r grŵp bwyd hwn). Yr un eithriad i'r rheol hon yw siwgr – mae'r rhan fwyaf o arbenigwyr yn gytûn nad yw siwgr o unrhyw fudd maethol ac y gallai fod yn niweidiol ac yn gaethiwus. Yn ddiddorol, mae gan lawer o bobl sydd â diagnosis o ddementia fwy o archwaeth am bethau melys, a heb i rywun eu hatal rhag gwneud hynny, fe allen nhw'n hawdd fwyta bwydydd melys ac eithrio eitemau bwyd eraill.

Y cyngor gorau i'w ddilyn yw bwyta deiet amrywiol da gan gynnwys yr holl grwpiau bwyd – hynny yw, protein, carbohydradau a braster – a sicrhau cymeriant digonol o fitaminau o ffrwythau a llysiau. Nid oes tystiolaeth i ddangos bod atchwanegion bwyd yn niweidiol o'u cymryd yn unol â'r lefelau sy'n cael eu hargymell, felly os ydych chi'n teimlo'n well pan fyddwch chi'n bwyta atchwanegyn bwyd, daliwch ati i'w gymryd ar bob cyfrif. Wrth gwrs, dylech sicrhau nad yw'n ymyrryd ag unrhyw feddyginiaeth bresgripsiwn y gallech fod yn ei chymryd.

Ymarfer corff

Mae astudiaethau wedi dangos bod ymarfer aerobig, o'i wneud yn rheolaidd, mewn gwirionedd yn cynyddu cyfaint yr ymennydd,[1] a chredir erbyn hyn fod effeithiau buddiol ymarfer aerobig yn cael effaith uniongyrchol ar iechyd yr ymennydd. Mae eich meddyg felly yn debygol o ddweud fod ymarfer corff yn fanteisiol nid yn unig i'ch calon a'ch system gardiofasgwlaidd, ond hefyd i'ch ymennydd.

Mae llawer o bobl yn gresynu wrth feddwl am wneud

mwy o ymarfer corff, a hynny am eu bod nhw'n dychmygu criw o bobl mewn Lycra yn chwysu chwartiau yn y gampfa leol neu'n loncian ar hyd y palmentydd i gwblhau eu targed dyddiol o redeg. Fodd bynnag, mae yna fathau di-ri o ymarfer corff, a'r ymarfer gorau i chi yn sicr yw gwneud rhywbeth rydych chi'n ei fwynhau. Er nad oes tystiolaeth uniongyrchol i ddangos bod ymarfer corff cyndyn yn llai buddiol nag ymarfer corff sy'n cael ei fwynhau, rydych chi'n fwy tebygol o ddal ati i wneud rhywbeth rydych chi'n ei fwynhau.

Mae ymarfer yn golygu mwy na rhedeg neu wneud ymarferion corfforol, ac mae'n cynnwys unrhyw weithgaredd sy'n ymwneud â symud ac ystwytho'r corff a chynyddu'r gyfradd anadlu. O ganlyniad, mae gweithgareddau syml fel garddio neu gemau fel golff, tennis a bowls yn cyfrif. Mae hyd yn oed yn bosibl ystyried siopa fel ymarfer corff os ydyn ni'n mynd i'r drafferth i barcio'r car yn bellach o'r siopau, codi nwyddau i'r troli siopa neu i gist car, a dadlwytho a chadw'r hyn rydyn ni wedi'i brynu. Nid wyf yn awgrymu, fodd bynnag, bod taith siopa wythnosol yn ddigon o ymarfer i sicrhau corff ac ymennydd iach!

Os ydych chi'n mwynhau gweithgareddau rheolaidd fel golff, nofio neu gerdded, yna daliwch ati i'w gwneud. Ym Mhennod 4, cynigiais ambell syniad i'w ddefnyddio os ydych chi'n cael trafferth dilyn rheolau gêm neu weithgaredd, neu os yw diffyg hyder yn eich atal rhag ei wneud mor aml ag yr hoffech chi. Fodd bynnag, os nad ydych chi'n gwneud unrhyw ymarfer corff rheolaidd, meddyliwch o ddifri am ddechrau gwneud hynny.

Rydw i wedi nodi nad oes rhaid i chi ymuno â champfa neu brynu dillad arbennig neu hyd yn oed wario arian er mwyn gwneud ymarfer corff. Os yw'r syniad o ddechrau chwarae rhywbeth fel golff, tennis neu fowls yn apelio, ystyriwch hynny ar bob cyfri. Mae llawer o glybiau yn cynnig 'sesiynau blasu' arbennig neu ar agor i'r cyhoedd ar ddyddiau penodol, gan obeithio denu aelodau newydd, ac mae hon yn ffordd dda o weld a fyddech chi'n mwynhau gweithgaredd ac – yr un mor bwysig – yn mwynhau cymysgu â'r bobl sy'n cymryd rhan.

Os oeddech chi'n arfer bod â hobi egnïol yn y gorffennol, fel rhedeg neu gadw'n heini, jwdo neu fadminton, neu ioga, ystyriwch ailafael ynddi oherwydd mae'n debygol ei fod yn rhywbeth roeddech chi wir yn ei fwynhau. Efallai y byddwch chi ychydig yn 'rhydlyd' os nad ydych wedi bod wrthi ers sawl blwyddyn, ond bydd eraill yn yr un sefyllfa â chi mae'n siŵr, ac yn aml iawn bellach, mae canolfannau hamdden neu leoliadau eraill yn cynnal dosbarthiadau sy'n croesawu pobl sydd eisiau ailafael ynddi.

Dylech hefyd ystyried gweithgareddau nad ydych o reidrwydd yn meddwl amdanyn nhw fel 'ymarfer corff', fel dawnsio neu nofio. Mae yna fathau di-ri o ddawnsio, o ddawnsio neuadd ddawns i Zumba, ac mae pob un ohonyn nhw'n llesol i'ch ffitrwydd corfforol; mae rhywfaint o waith ymchwil hefyd yn dangos eu bod yn gwneud lles i'r ymennydd hefyd! Mae dawnsio hefyd yn weithgaredd cymdeithasol gwych sy'n rhoi cyfle i chi gyfarfod ag eraill o'r un anian â chi. Mae nofio yn weithgaredd sy'n mynd yn angof i lawer wrth sôn am ymarfer corff, ac er ei fod yn ymarfer nad yw'n cynnal pwysau, ac felly nad yw mor llesol i'ch esgyrn â rhai mathau eraill o ymarfer corff, mae'n eich cadw'n heini ac yn helpu gyda'ch anadlu a'ch ffitrwydd cyffredinol.

Os nad oes unrhyw un o'r awgrymiadau hyn at eich dant, o leiaf ewch allan a chynyddwch faint o gerdded rydych chi'n ei wneud. Mae cerdded yn ymarfer da iawn, ac mae'n fwy llesol byth os ydych chi'n cynyddu eich cyflymder ac yn dewis llwybrau sy'n cynnwys bryniau neu dir garw. Os mai dim ond cerdded i'r siopau lleol neu rownd y bloc gyda'r ci fyddwch chi fel arfer, mae lle i chi ymestyn y gweithgaredd hwn drwy ddewis cerdded ychydig ymhellach bob dydd; mae dilyn llwybrau amrywiol yn helpu eich ymennydd hefyd, fel sy'n cael ei grybwyll ym Mhennod 3.

Bywyd cymdeithasol a rhwydweithiau cymdeithasol

Ystyrir bod cael bywyd cymdeithasol amrywiol, cymysgu ag amrywiaeth o bobl ac addysg a phrofiad eang yn amddiffyn rhywun rhag datblygu dementia, ond mae rhai ymchwilwyr o'r farn bod pobl gymdeithasol a rhyngweithiol yn llai tebygol o ddatblygu dementia oherwydd y math o bobl ydyn nhw. Hynny yw, maen nhw'n meddwl bod ymennydd unigolion cymdeithasol a bywiog yn llai tebygol o lithro i ddementia, yn hytrach na'u bod yn meddwl y bydd cynyddu gweithgarwch cymdeithasol a chyfarfod â phobl newydd yn atal dementia ni waeth pa fath o berson ydych chi.

Mae hwn yn faes cymhleth ac nid yw'r gwaith ymchwil sydd wedi'i gynnal yn cynnig rhyw lawer o eglurder i ni. Ar y naill law, mae rhywfaint o waith ymchwil fel yr Astudiaeth o Leianod[2] yn awgrymu bod gan nodweddion personoliaeth rhywun yn ei flynyddoedd cynnar ac yng nghanol oed gysylltiadau cryf â'r risg o glefyd Alzheimer. Yn yr astudiaeth hirdymor ddiddorol hon, bu David Snowdon yn astudio arferion byw, deiet ac ymarfer corff 678 o leianod dros gyfnod o nifer o flynyddoedd, ac roedd yr astudiaeth yn cynnwys y lleianod yn rhoi eu hymennydd i waith ymchwil ar ôl eu marwolaeth. Roedd archwiliad Snowdon o draethodau hunangofiannol a ysgrifennwyd gan y lleianod wrth iddyn nhw ymuno â'r chwaeroliaeth fel pe bai'n awgrymu bod y diffyg cymhlethdod a rhuglder yn eu galluoedd ysgrifenedig yn eu blynyddoedd cynnar yn rhagweld y risg o ddatblygu dementia yn eu henaint. Ond mae gwaith ymchwil arall fel pe bai'n awgrymu y gallwn leihau'r risg o ddatblygu dementia drwy gynyddu ein rhyngweithio cymdeithasol.[3]

Ni waeth pa safbwynt rydych chi'n ei gredu, mae'n hysbys bod pobl o anian unig, sy'n byw bywyd unig a mewnblyg, yn fwy tebygol o ddioddef iselder ac osgoi cyswllt cymdeithasol. Mae astudiaethau o Therapi Ysgogi Gwybyddiaeth (CST) – therapi cymdeithasol fel grŵp sy'n cael ei argymell gan NICE (y Sefydliad Cenedlaethol dros Ragoriaeth mewn Iechyd a Gofal) ar gyfer pobl yng nghyfnod cynnar dementia – yn dangos bod cynnydd mewn rhyngweithio cymdeithasol mewn amgylchedd tawel ac anfygythiol yn hybu'r ymdeimlad o les ac yn gwneud gwahaniaeth i hwyliau a gweithrediad.[4]

Mae pobl sydd ag MCI yn aml yn dechrau osgoi achlysuron cymdeithasol ac yn gwrthod cyswllt â phobl nad ydyn nhw'n eu hadnabod yn dda oherwydd eu bod yn gallu teimlo'n llai hyderus mewn sefyllfaoedd cymdeithasol. Mae'n bosibl y byddan nhw hefyd yn ofni nad ydyn nhw bellach yn gallu cymryd rhan lawn mewn trafodaethau a gweithgareddau grŵp oherwydd llai o allu a'u hadweithiau arafach. Gall hyn achosi embaras oherwydd os nad ydych chi'n gallu dilyn sgwrs yn dda, mae'n bosibl y byddwch yn meddwl bod pawb yn sylwi ar eich petruster a'ch anawsterau. Fodd bynnag, mae'n debygol nad oes unrhyw un yn sylwi ar yr hyn rydych chi'n ei weld fel problem. Yn gyffredinol, pan fydd pobl yn rhan o sgwrs grŵp, maen nhw'n fwy ymwybodol o'u cyfraniad eu hunain ac yn meddwl am yr hyn maen nhw am ei ddweud nesaf yn hytrach na sylwi os nad yw rhywun arall yn ymuno cymaint ag arfer.

Os ydych chi'n gwyro tuag at yr awgrym bod person cymdeithasol yn llai tebygol o ddatblygu dementia neu'r gred bod bywyd cymdeithasol bywiog yn eich amddiffyn rhag y risg o ddementia, mae'n werth gwneud yr ymdrech i barhau â'ch gweithgareddau cymdeithasol a chymysgu ag eraill cymaint â phosibl, hyd yn oed os oes gennych chi MCI a bod angen rhywfaint o help arnoch i wneud hynny.

Mae'n debyg ei bod yn syniad da i chi beidio â chychwyn ar fath newydd o weithgaredd os nad ydych chi'n teimlo'n hyderus iawn, ond gallwch o leiaf barhau i ymgysylltu ag eraill yn ôl eich arfer: daliwch ati i ymwneud â chlybiau, chwaraeon neu weithgareddau rydych chi wedi bod yn eu mynychu yn y gorffennol a cheisiwch beidio ag osgoi sefyllfaoedd cymdeithasol ar y sail y gallech deimlo'n llai cyfforddus nag o'r blaen. Felly, os ydych chi'n aelod o grŵp neu glwb, daliwch ati i fynychu cyfarfodydd. Os ydych chi'n teimlo'n llai hyderus nag o'r blaen, mae'n bosibl yr hoffech chi roi'r gorau i gyfrifoldebau ychwanegol fel bod yn aelod o bwyllgor neu ddal swydd wirfoddol benodol yn nhrefniadaeth y clwb, ond gallwch barhau i fynychu cyfarfodydd ac ymuno mewn digwyddiadau. Os oes angen ychydig o help arnoch gyda rhai agweddau, efallai y synnwch chi fod hynny'n wir am lawer o bobl eraill hefyd, a bod digon o bobl ar gael sy'n fwy na pharod i estyn help llaw. Dyma rai enghreifftiau a roddwyd i mi gan gleientiaid (wrth gwrs, mae enwau a hunaniaethau wedi cael eu newid neu eu celu yn yr enghreifftiau hyn):

Roedd Elin yn aelod brwd o gôr yr eglwys leol ac yn mynychu ymarferion wythnosol yn ddi-ffael. Pan ddechreuodd honni ei bod yn 'teimlo'n sâl' cyn yr ymarferion, roedd ei gŵr yn dyfalu beth oedd yn bod. Daeth i'r amlwg ei bod yn poeni am barcio ei char ym maes parcio cyfyng yr eglwys. Holodd gŵr Elin yma ac acw, a chynigiodd aelod arall o'r côr gasglu Elin bob wythnos. Roedd hyn yn golygu y gallai fynychu heb boeni am y maes parcio.

Roedd Meical yn aelod o glwb cymdeithasol/elusennol lle'r oedd pob aelod yn cymryd ei dro fod yn llywydd y clwb am flwyddyn. Wrth i'w flwyddyn fel llywydd agosáu, dechreuodd Meical deimlo'n bryderus iawn na fyddai'n gallu ymdopi â'r pwysau o fod yn llywydd, a dywedodd wrth ei deulu ei fod yn bwriadu ymddiswyddo o'r clwb oherwydd ei fod wedi colli diddordeb yn ei nodau. Yn ffodus, roedd un o feibion Meical yn amau bod mwy i'r peth na hynny, a llwyddodd i gael sgwrs gyda'i dad a'i gael i ddatgelu ei ofnau. Cysylltwyd â llywydd presennol y clwb a chytunodd ef a'r pwyllgor i ganiatáu i Meical ochrgamu'r llywyddiaeth a pharhau i fod yn aelod cyffredin.

Roedd Dilys yn mwynhau bod yn aelod o grŵp 'gwau a sgwrsio'. Yn wir, dyma oedd canolbwynt ei bywyd. Roedd yn destun gofid i'w merch pan ddechreuodd Dilys osgoi mynd i'r cyfarfodydd wythnosol. Yn y pen draw, cafodd wybod bod Dilys yn cael trafferth gyda'r patrymau gwau mwyaf cymhleth, ac roedd un neu ddau aelod o'r clwb wedi gwneud sylwadau anffodus am ei gwau dryslyd. Roedd merch Dilys hefyd yn mwynhau gwau ac felly dechreuodd fynychu'r grŵp gyda'i mam, gan eistedd wrth ei hochr a'i gwarchod rhag yr aelodau mwy annymunol. Cafodd air hefyd gyda threfnydd y clwb, a diolch i'r ddau gam bach hynny, roedd modd i Dilys fwynhau'r cwmni a'r clwb.

Roedd Bryn yn mwynhau chwarae golff, a'r clwb golff oedd canolbwynt pennaf ei fywyd cymdeithasol. Fodd bynnag, sylwodd ei fod yn arafu wrth gyfrifo'r sgôr, ac yn cael trafferth dod o hyd i'w ffordd o gwmpas y cwrs. Byddai aelodau eraill o'r clwb yn cwyno ei fod yn araf, gan olygu iddo benderfynu gadael y clwb. Fodd bynnag, camodd ffrind agos a oedd hefyd yn aelod o'r clwb i'r adwy. Cytunodd i gadw sgôr pan oedd yn chwarae gyda Bryn. Awgrymodd hefyd, pe bai Bryn yn dal i gael trafferth wrth i amser fynd yn ei flaen, y gallai barhau fel aelod 'cymdeithasol' yn unig, er mwyn iddo ddal ati i fwynhau cwmni aelodau eraill y clwb a defnyddio'r maes ymarfer hyd yn oed os nad oedd yn chwarae gemau.

Beth mae hyn yn ei olygu o ran bywyd bob dydd?

- Daliwch ati i fynychu unrhyw glybiau neu weithgareddau rydych chi wastad wedi'u mwynhau. Mae'r enghreifftiau uchod yn cynnig syniadau am sut i addasu os ydych chi'n teimlo'n llai hyderus.
- Ymgysylltwch â ffrindiau a theulu cymaint ag y gallwch chi. Dyma'r bobl sy'n eich adnabod chi orau. Soniwch wrthyn nhw am unrhyw drafferthion fel y gallan nhw

eich helpu a'ch cefnogi chi. Fel arfer, gallwn ymlacio mwy yng nghwmni ffrindiau agos a pherthnasau, a bydd ein hanawsterau yn llai amlwg o'r herwydd.

- Peidiwch ag ofni holi am help neu gefnogaeth os oes eu hangen arnoch. Peidiwch â theimlo cywilydd. Efallai y synnwch chi wrth glywed bod eraill wedi cael yr un anawsterau – nid chi fydd y cyntaf mae'n siŵr. Mae hefyd yn wir bod llawer o bobl yn awyddus i estyn help llaw, ac mae'n bosibl y gallwch chithau gynnig help yn ôl mewn rhyw ffordd.

Lleihau straen

Mae rhywfaint o straen yn dda i'r corff ac i'r ymennydd. Mae rhywfaint o'r straen 'cywir' yn ein cadw'n fywiog ac yn effro. Ond mae straen cronig – bod mewn sefyllfa lle rydych chi'n teimlo nad oes gennych chi unrhyw reolaeth dros yr hyn sy'n digwydd, pam na phryd – yn rhoi straen mawr ar y corff a'r ymennydd. Rydyn ni i gyd yn gyfarwydd â'r sefyllfa lle mae rhywun yn gofyn cwestiwn di-nod i ni ('Beth yw eich rhif ffôn?') ac mae'n meddwl ni'n sydyn yn wag. Neu efallai eich bod wedi gorfod cysylltu â rhywun ar frys a bod eu manylion cyswllt wedi diflannu'n llwyr o'ch pen. Straen byrhoedlog sy'n achosi hyn. Yn wir, os gallwn ni gymryd ychydig funudau i dawelu a rhoi'r straen o'r neilltu am eiliad, rydyn ni'n gwybod y bydd yr wybodaeth ar flaenau ein bysedd eto.

Os gall straen achosi i hyn ddigwydd i rywun heb unrhyw broblemau gwybyddol amlwg, meddyliwch faint yn waeth y gallai'r profiad o straen fod i rywun sydd eisoes ag amhariad gwybyddol.

Mae unrhyw fath o sefyllfa sy'n peri straen yn debygol o waethygu gwybyddiaeth, a gall straen cronig arwain at broblemau gwybyddol cronig. Ceisiwch osgoi rhoi eich hun o dan ormod o straen. Cynlluniwch ymlaen llaw os ydych chi'n mynd i gael diwrnod prysur neu os ydych chi'n wynebu sefyllfa sy'n newydd i chi. Gwnewch yn siŵr eich bod yn gwybod sut i gyrraedd rhywle, penderfynwch pa ddillad i'w gwisgo ymlaen llaw, prynwch unrhyw beth mae ei angen arnoch (fel anrhegion) mewn da bryd, codwch yn gynnar fel nad oes rhaid i chi ruthro, a gadewch ddigon o amser os ydych chi'n gorfod teithio. Mae'r rhain i gyd yn gamau rhagofalus da a synhwyrol a fydd yn eich atal rhag dioddef gormod o straen.

Mae llawer o bobl yn cael budd o dechnegau tawelu, a hyd yn oed os nad ydych chi wedi meddwl am hynny o'r blaen, ystyriwch gynnwys rhai o'r rhain yn eich bywyd. Mae yna lawer o wahanol fathau o dechnegau tawelu, a byddwch yn siŵr o ddod o hyd i rywbeth sy'n addas i chi wrth fynd ar drywydd rhagor o wybodaeth. Er enghraifft, mae myfyrio syml yn gweithio i lawer o bobl. Mae yna fathau o ymarfer corff sy'n cynnwys symudiadau i dawelu'r meddwl, fel ioga a thai chi. Mae'r dulliau ymarfer corff a thawelu meddwl hyn yn hawdd i'w haddasu er mwyn i bobl hŷn eu defnyddio. Mae ymwybyddiaeth ofalgar yn dechneg dawelu dda arall sy'n boblogaidd ar hyn o bryd ac wedi cael cryn dipyn o sylw – y weithred o fod yn y presennol heb adael i'ch hun boeni am y gorffennol na'r dyfodol.

Mae yna ddosbarthiadau ar gyfer yr holl dechnegau tawelu hyn ar gael, a bydd llawer ar gael am gost isel iawn yn eich ardal leol. Os nad ydych chi eisiau ymuno â 'dosbarth', gallwch brynu llyfrau i'w dilyn neu gallwch ddod o hyd i fideos YouTube am ddim ar-lein.

Efallai eich bod yn meddwl nad yw'r math hwn o ymddygiad tawelu yn addas i chi, yn enwedig os ydych chi wedi ei gysylltu â syniadaeth 'amgen' yn y gorffennol. Mae'n bwysig bod â meddwl agored a bod yn barod i roi cynnig ar bethau. Os nad ydych chi'n hoffi dull penodol o ryddhau straen, gallwch roi'r gorau iddo. Mae newid yn bosibl bob amser, ac nid yw popeth yn gweithio i bawb. Mae'n debygol y byddwch yn dod o hyd i ryw dechneg tawelu a fydd yn gweithio i chi.

Iechyd cyffredinol - corfforol a meddyliol

Mae'n hawdd ystyried bod y corff a'r meddwl yn ddau beth ar wahân ac na fydd unrhyw beth a wnawn yn gorfforol yn effeithio ar ein gallu meddyliol, ond mae'r farn feddygol gyfredol yn credu'n wahanol. Gall ein hiechyd corfforol cyffredinol hefyd effeithio ar ein hiechyd meddwl. Gall problemau corfforol cronig arwain at iselder clinigol.

Mae gan rai afiechydon corfforol gysylltiad hysbys â dementia a phroblemau gwybyddol. Er enghraifft, rydyn ni'n gwybod bod diabetes math 2 (sy'n cychwyn mewn oedolion) yn cynyddu'r risg o ddatblygu dementia. Nid yw risg uwch yn golygu y byddwch yn bendant yn datblygu dementia, ond mae'n gwneud synnwyr ymdrechu i leihau ffactorau risg os oes gennych chi MCI eisoes.

Os oes gennych chi ddiabetes, dilynwch gyngor eich meddyg a chadwch reolaeth ar lefelau siwgr eich gwaed. Mae ymchwil newydd yn awgrymu bod modd gwrthdroi diabetes mewn rhai achosion drwy gyflwyno newidiadau i'r deiet ac i ffordd o fyw.[5] Gan fod yna lawer o risgiau sy'n gysylltiedig â diabetes y tu hwnt i'r risg uwch o ddatblygu dementia – gall effeithio ar y golwg, cylchrediad y gwaed a materion iechyd eraill – mae'n werth ystyried unrhyw gynnig o wellhad dros dro (er bod meddygon yn mynnu mai dros dro mae'r gwrthdroi'n digwydd, ac nid yn barhaol). Mae'n ymddangos mai'r prif ffactor yw colli pwysau. Holwch yn eich meddygfa leol neu gofynnwch i'ch nyrs diabetes am wybodaeth am wrthdroi diabetes, ond cofiwch na ddylech chi roi'r gorau i gymryd unrhyw feddyginiaeth ar bresgripsiwn heb gydsyniad eich meddyg.

Colli clyw

Mae colli clyw yn ffactor risg arall ar gyfer dementia. Mae'n hysbys bod risg uwch o ddatblygu dementia gan rywun sydd â nam ar y clyw. Nid ydym yn gwybod a yw rhoi sylw i golli clyw drwy ddefnyddio cymhorthion clyw yn lleihau'r risg. Fodd bynnag, mae ynysu cymdeithasol hefyd yn ffactor risg ar gyfer datblygu dementia, ac mae nam ar y clyw yn golygu mwy o ynysu cymdeithasol. Mae rhywun sy'n ei chael hi'n anodd clywed ac ymuno mewn sgyrsiau neu wneud synnwyr o'r hyn sy'n digwydd o'i gwmpas yn llai tueddol o gymryd rhan mewn grwpiau cymdeithasol. Mae cael prawf clyw yn rheolaidd yn synhwyrol ynghyd â defnyddio cymhorthion clyw os ydyn nhw wedi'u rhagnodi. Gall cynefino â chymhorthion clyw fod yn anodd, ond mae'r rhan fwyaf o bobl sy'n dal ati yn dweud bod yr ymdrech yn un werth chweil.

Iselder

Mae iselder yn gyffredin ymhlith pobl hŷn. Yn aml, bydd yn cael ei anwybyddu neu ei ddiystyru fel un o broblemau 'heneiddio', ond gall iselder arwain at ynysu cymdeithasol. Mae modd trin iselder a dylech ymgynghori â'ch meddyg a pheidio â diystyru unrhyw symptomau fel rhywbeth sy'n digwydd o ganlyniad i heneiddio. Gall iselder hefyd arwain at broblemau cysgu.

Problemau cysgu

Mae ymchwil ddiweddar yn dangos bod cael digon o gwsg yn ffactor pwysig wrth gynnal gwybyddiaeth ar y lefelau optimaidd.[6] Mae yna fwy o ymwybyddiaeth bellach bod angen i ni i gyd gysgu'n iawn am tua wyth awr bob nos er mwyn gallu gweithredu'n dda. Mae angen ychydig yn llai o gwsg ar bobl hŷn o gymharu â phobl iau, ond mae noson dda o gwsg yn hanfodol yr un fath.

Mae yna lawer o bethau y gallwch eu gwneud i wella'ch patrwm cysgu heb droi at feddyginiaeth:

- Dylech osgoi dyfeisiau electronig am o leiaf awr cyn mynd i'r gwely; mae hyn yn cynnwys e-ddarllenyddion, ffonau a thabledi yn ogystal â gliniaduron
- Peidiwch â chadw dyfeisiau electronig yn eich ystafell wely
- Pylwch y golau yn yr ystafell wely yn syth cyn i chi gysgu
- Gwnewch yn siŵr fod yr ystafell wely yn dywyll ac yn dawel: mae plygiau clust a masgiau cysgu o fudd i rai

- Dylai tymheredd yr ystafell wely fod yn lled-oer (nid yn oer) a dylai'r dillad gwely fod yn ysgafn ond yn ddigonol
- Mae cadw'r ystafell wely yn daclus yn helpu rhai pobl i ymdawelu pan ddaw hi'n amser gwely
- Peidiwch â gwylio'r teledu yn y gwely cyn cysgu
- Peidiwch â darllen llyfrau cyffrous cyn cysgu
- Peidiwch â bwyta'n rhy agos at amser gwely, ond ceisiwch osgoi mynd i'r gwely yn teimlo'n llwglyd
- Mae cysgu mewn gwely ar wahân (neu ystafell ar wahân) i'w cymar yn helpu rhai i gysgu'n well
- Ewch i'r gwely yr un amser bob nos ac os ydych chi'n deffro yn y nos ceisiwch beidio â chodi – peidiwch â rhoi'r golau ymlaen oni bai bod hynny'n gwbl angenrheidiol
- Os oes angen i chi ddefnyddio'r toiled yn ystod y nos, ceisiwch beidio â chyffroi mwy nag sydd angen
- Lluniwch arfer 'mynd yn ôl i gysgu' dawel i'w defnyddio os ydych chi'n deffro. Mae rhai'n cyfri defaid neu'n adrodd rhywbeth diflas fel tablau; mae rhai'n troi at 'lun' meddyliol sy'n eu lleddfu; eraill yn chwarae cerddoriaeth yn eu pennau
- Gall olew lafant ac arogleuon eraill weithio i rai pan gaiff ei chwistrellu ar obennydd neu ei rwbio ar y croen.

Addysg a dysgu (plastigrwydd yr ymennydd)

Mae'r rhai sydd wedi cael addysg dda (o leiaf 12 mlynedd o addysg) yn llai tebygol o ddatblygu dementia.[7] Nid ydym yn gwybod yn union pam mae addysg wael neu gyfyngedig yn cynyddu'r risg, ond y rheswm mwyaf tebygol yw bod addysg gynnar yn cynyddu plastigrwydd yr ymennydd – hynny yw, gallu'r ymennydd i ddod o hyd i ffyrdd newydd o drin data a datrys problemau. Ar un adeg, y dybiaeth oedd na allai eich ymennydd ffurfio niwronau newydd unwaith roeddech chi'n oedolyn, a bod y plastigrwydd eithaf wedi'i gyrraedd. Fodd bynnag, rydyn ni'n gwybod bellach bod niwronau newydd yn parhau i ffurfio, hyd yn oed yn ein henaint. Os nad ydyn ni wedi cael budd addysg gynnar drwyadl, nid yw'n rhy hwyr ar unrhyw adeg o'n bywydau i wella ar ein profiad cynnar. Mae yna ddosbarthiadau lu ar gael yn ystod y dydd a gyda'r nos sy'n gymharol rad neu hyd yn oed am ddim. Os nad yw'r math yma o addysg 'ffurfiol' yn apelio atoch, gall pob un ohonom ni ddysgu drwy ddefnyddio llyfrgelloedd, cyfleusterau rhyngrwyd (mae llawer o adnoddau dysgu am ddim ar-lein) a grwpiau anffurfiol fel Prifysgol y Drydedd Oes (U3A).

Nid oes rhaid i ymestyn yr ymennydd olygu 'gwaith ysgol'. Mae cymryd rhan mewn chwaraeon neu hobi newydd, dysgu iaith arall trwy sgwrsio â thramorwr, cynllunio llwybrau newydd ar gyfer teithiau cerdded gan ddefnyddio mapiau a systemau GPS, archwilio ardaloedd newydd yng nghefn gwlad neu ddysgu sgìl fel teipio neu yrru i gyd yn ffyrdd y gallwn annog yr ymennydd i ddatblygu, beth bynnag fo'n hoedran.

Ffordd o fyw - smygu, alcohol, cyffuriau

Mae yna rai awgrymiadau ar gyfer iechyd gwell yn berffaith amlwg. Mae'r holl dystiolaeth bellach yn awgrymu'n glir bod smygu sigaréts yn ddrwg i'ch iechyd, yn cynnwys eich iechyd meddwl. Os ydych chi'n smygu, ceisiwch roi'r gorau iddi. Mae digon o gymorth ar gael i'ch helpu i wneud hyn ar hyn o bryd.

Mae'r dystiolaeth ar gyfer yfed alcohol yn fwy ansicr. Ar hyn o bryd mae'r rhan fwyaf o gyngor yn awgrymu nad yw yfed alcohol yn gymedrol yn gwneud unrhyw niwed, ac y gallai hyd yn oed fod yn llesol. Mae'n anodd diffinio'r term 'cymedrol' oherwydd bod y terfynau a gynghorir ar unedau o alcohol braidd yn fympwyol. Fodd bynnag, os gwelwch chi fod eich arferion yfed yn gwneud i chi deimlo'n sâl naill ai ar y pryd neu fore trannoeth, mae hyn yn awgrymu eich bod yn ei gor-wneud hi. Nid oes angen dweud y gallai yfed a gyrru fod yn ddrwg i'ch iechyd (gan ystyried y potensial ar gyfer damweiniau) a'i fod hefyd yn anghyfreithlon.

Mae cyffuriau anghyfreithlon yn anghyfreithlon am eu bod nhw'n cael eu hystyried yn niweidiol. Os buoch chi'n cymryd cyffuriau yn y gorffennol, mae yna awgrym y gallai hynny effeithio ar eich iechyd wrth i chi heneiddio,[8] ond allwn ni ddim mynd yn ôl ac ail-fyw ein bywydau i ddileu unrhyw niwed a wnaed yn y gorffennol, felly nid oes fawr o ddiben poeni am hynny nawr.

Meddyginiaeth

Mae pobl hŷn yn debygol o fod yn cymryd mwy nag un cyffur presgripsiwn, ac mae'r rhan fwyaf o bobl yn tybio bod y meddyg wedi sicrhau nad yw'r cyffuriau hyn yn rhyngweithio â'i gilydd. Rwy'n synnu'n gyson wrth siarad â'm cleientiaid fod nifer fawr fel pe baen nhw'n cymryd y feddyginiaeth pan gaiff ei rhoi ar bresgripsiwn gan y meddyg heb wybod yn iawn beth yw ei nod. Nid yw llawer o bobl hyd yn oed yn gwybod pam maen nhw'n cymryd eu tabledi dyddiol. Ychydig ohonyn nhw sydd erioed wedi gwirio a fydd y cyffur yn effeithio ar eu hwyliau neu ar eu gallu i feddwl. Ond gall nifer o gyffuriau sy'n cael eu rhoi i bobl hŷn effeithio ar wybyddiaeth, felly os oes gennych chi MCI, holwch eich meddyg bob tro i weld a allai fod yn sgileffaith unrhyw gyffuriau rydych chi'n eu cymryd ar bresgripsiwn.

Dylai'r meddyg wirio unrhyw feddyginiaeth pan fydd yn cael ei rhoi ar bresgripsiwn i chi er mwyn sicrhau nad yw'n adweithio ag unrhyw gyffuriau presgripsiwn eraill rydych chi'n eu cymryd. Yn ymarferol, gall cyfyngiadau amser atal hyn.

Os ydych chi'n poeni o gwbl am y ffordd mae'ch meddyginiaethau ar bresgripsiwn yn rhyngweithio â'i gilydd, holwch eich meddyg yn gyntaf. Gallwch hefyd fynd ati i wneud hyn eich hun yn ddigon yn hawdd gan ddefnyddio un o'r amryw wefannau sydd ar gael, os ydych chi'n gyfarwydd â defnyddio cyfrifiadur. Peidiwch â rhoi'r gorau i gymryd meddyginiaeth os oes rhywbeth rydych chi wedi'i ddarllen ar-lein yn awgrymu bod yna ryngweithio rhwng y meddyginiaethau rydych chi'n eu cymryd ar bresgripsiwn. Yn hytrach, ewch â'r wybodaeth hon yn ôl at eich meddyg a gofynnwch am esboniad clir. Fyddwch chi ddim yn pechu'ch meddyg wrth esbonio nad ydych chi'n deall yr holl oblygiadau a dweud bod angen cyngor clir arnoch.

Un arfer synhwyrol yw bod yn ymwybodol o unrhyw symptomau newydd sy'n dechrau'n fuan ar ôl cymryd meddyginiaeth presgripsiwn newydd. Mewn achos o'r fath, ac os nad oes achos amlwg arall, mae'n debygol iawn bod y symptomau newydd yn sgileffaith y feddyginiaeth. Gwnewch nodyn o'r symptomau a siaradwch â'ch meddyg neu'ch fferyllydd. Nid yw llawer o bobl yn trafferthu darllen y daflen esboniadol sy'n dod gyda'u meddyginiaeth. Rydw i wedi clywed pobl yn dweud eu bod yn osgoi darllen y daflen oherwydd byddan nhw'n poeni am sgileffeithiau. Mae'n bwysig darllen y daflen yn ofalus. Os yw 10 y cant o bobl sy'n cymryd cyffur penodol yn debygol o brofi sgileffaith, mae hyn yn golygu *na fydd* 90 y cant (hynny yw 90 allan o bob 100 o bobl sy'n cymryd y cyffur) yn profi'r sgileffaith. Felly, mae'n debygol na fyddwch chi'n profi'r sgileffaith arbennig hon.

Weithiau mae unrhyw sgileffeithiau yn llai pwysig na phrif nod y cyffur. Mae angen i chi fod yn synhwyrol ac yn ofalus gydag unrhyw feddyginiaeth, boed ar bresgripsiwn neu fel arall.

Mae'n arfer da i unrhyw un sydd ag MCI gofrestru gydag un fferyllydd yn unig a'i ddefnyddio ar gyfer pob presgripsiwn. Mae fferyllwyr gan amla'n gwirio'n drylwyr unrhyw ryngweithio rhwng cyffuriau. Gallwch hefyd ofyn i'r fferyllydd os ydych chi'n poeni am y rhyngweithio neu sgileffeithiau, hyd yn oed os nad ydych chi'n teimlo y gallwch holi'ch meddyg.

Dysgu am ymchwil newydd

Nid oes rhaid i chi fod yn wyddonydd i fod yn ymwybodol o ymchwil newydd am amhariad gwybyddol: mae'r cyfryngau'n llawn straeon gyda'r newyddion diweddaraf am 'wella clefyd Alzheimer' neu 'darganfod achos colli cof'. Os oes gennych chi MCI a'ch bod o ddifrif ynglŷn â helpu eich hun a gwneud popeth o fewn eich gallu i atal eich cyflwr rhag gwaethygu i ddiagnosis o ddementia, mae'n werth chweil cadw llygad ar ymchwil newydd. Y peth pwysig i'w wneud yw darllen y straeon newyddion yn ofalus a'u holrhain yn ôl i'r ffynhonnell pan fo hynny'n bosibl – papur ymchwil sydd newydd ei gyhoeddi fel arfer. Nid yw pob honiad ynglŷn â cham mawr ymlaen yn cael ei wneud ar sail ymchwil. Yn aml, fe welwch chi fod y stori newyddion yn seiliedig ar astudiaeth o lygod mewn labordy neu'n fersiwn wedi'i hailbobi o waith ymchwil blaenorol. Mae angen amynedd ac arbenigedd i ddarllen papurau ymchwil yn ddeallus, ond edrychwch yn ofalus ar unrhyw 'grynodeb' a ddylai amlinellu'r prif bwyntiau mewn iaith ddealladwy. Yn amlach na pheidio, fe welwch chi fod casgliad yr ymchwil yn cael ei fynegi'n llawer mwy gofalus nag y mae penawdau'r papur newydd yn ei awgrymu.

Fodd bynnag, os ydych chi'n dod o hyd i gasgliad ymchwil newydd sy'n edrych yn addawol, mae'n werth dysgu cymaint ag y gallwch chi amdano. Peidiwch â disgwyl i'ch meddyg allu rhoi'r atebion i chi. Mae meddygon mor brysur ac efallai na fyddan nhw'n ymwybodol o ymchwil newydd. Bydd yn rhaid i chi eich hun fod yn arbenigwr. Wrth i chi ddod i arfer â mynd ar drywydd straeon am 'iachâd gwyrthiol' newydd, byddwch yn dechrau dysgu'r enwau dibynadwy a'r cyfnodolion sy'n cyhoeddi ymchwil gwerth ei halen. Dylech ofyn i chi'ch hun bob tro, a yw atebion a chasgliadau'r ymchwil wir yn dangos gwybodaeth neu ffeithiau newydd.

Cofiwch, pan fydd gennych chi MCI, chi eich hun fydd y person fydd yn poeni fwyaf am wella'ch siawns o beidio â datblygu dementia (a'ch anwyliaid o bosibl). Buan iawn y byddwch chi'n arbenigwr ar unrhyw beth sy'n helpu'ch gwybyddiaeth a sut rydych chi'n gweithredu. Os gwelwch chi fod rhywbeth yn eich helpu, yna (ar yr amod ei fod yn gyfreithlon, wrth gwrs) ewch ati i'w ddefnyddio i wella'ch bywyd.

Pwyntiau allweddol

- Nid ydym yn gwybod o hyd beth sy'n achosi dementia, ond rydyn ni'n gwybod beth yw rhai o'r 'ffactorau risg'.
- Os oes gennych chi MCI, mae'n werth mynd i'r afael ag unrhyw ffactorau risg.
- Ceisiwch sicrhau'r lefelau iechyd gorau posibl, statws maethol da a bywyd cymdeithasol amrywiol.
- Ceisiwch gynyddu plastigrwydd eich ymennydd.
- Peidiwch â chymryd meddyginiaeth ddiangen a gofynnwch i'ch meddyg neu i'ch fferyllydd bob amser am unrhyw sgileffeithiau a allai effeithio ar eich gwybyddiaeth.
- Gwnewch ymarfer corff synhwyrol a pheidiwch â smygu na defnyddio cyffuriau hamdden.
- Ewch ati i fod yn arbenigwr ar yr hyn sy'n eich helpu a pheidiwch â dibynnu ar eraill - meddygon neu deulu - i wneud hyn ar eich rhan.

Ôl-nodiadau

1 Colcombe, S J, Erickson, K I, Scalf, P E, Kim, J S, *et al.* (2006) 'Aerobic exercise training increases brain volume in aging humans' *Journals of Gerontology: series A – Biological Sciences and Medical Sciences* 61, 11, 1166–1170

2 Snowdon, D. (2011) Ageing with Grace. *The Nun Study and the science of old age: How we can all live longer, healthier and more vital lives.* London: Fourth Estate.

3 Marioni, R E, Proust-Lima, C, Amieva, H, Brayne, C, *et al.* (2015) 'Social activity, cognitive decline and dementia risk: A 20-year prospective cohort study' *BMC Public Health* 15, 1089. Ar gael yn https://bmcpublichealth.biomedcentral com/articles/10.1186/s12889-015-2426-6

4 Livingston, G, Sommerlad, A, Orgeta, V, Costafreda, S G, *et al.* (2017) 'Dementia prevention, intervention and care' *The Lancet 390,* 10113

5 Pierce, M. (2013) 'Type 2 diabetes: Prevention and cure?' *British Journal of General Practice 63*, 607, 60–61. doi:10.3399/bjgp13X661002

6 Yaffe, K, Laffan, A M, Harrison, S L, Redline, S, *et al.* (2011) 'Sleep-disordered breathing, hypoxia, and risk of mild cognitive impairment and dementia in older women' *JAMA 306*, 6, 613–619. doi:10.1001/jama.2011.1115

7 Livingston *et al.* (2017), op cit

8 Gobbi, G, Atkin, T, Zytynski, T, Wang, S, *et al.* (2019) 'Association of cannabis use in adolescence and risk of depression, anxiety, and suicidality in young adulthood: A systematic review and meta-analysis' *JAMA Psychiatry 76*, 4, 426–434. doi:10.1001/jamapsychiatry.2018.4500

Pennod 6

Cymhorthion cof

Mae llawer o bobl yn sylweddoli bod angen ychydig o help ar eu cof wrth iddyn nhw heneiddio. Nid oes cywilydd mewn bod angen cymhorthion cof ac, yn wir, os ydyn nhw'n eich helpu i barhau i reoli eich gweithgareddau bywyd bob dydd (ADLs) ac i fod yn annibynnol, mae'n amlwg y byddwch ar eich ennill. Peidiwch â theimlo eich bod chi'n 'rhoi'r ffidil yn y to' neu'n fethiant os ydych chi'n manteisio ar ychydig o help. Yn hytrach, rydych chi'n cymryd camau synhwyrol ac aeddfed i sicrhau y byddwch chi'n llai o faich ar eraill.

Weithiau gall dewisiadau syml wneud gwahaniaeth mawr. Yn y bennod hon rydyn ni'n edrych ar amrywiaeth eang o gymhorthion cof ac eitemau eraill a all helpu gyda phroblemau gofodol neu ddryswch cyffredinol. Rydyn ni hefyd yn archwilio'r hyn y gallwch ei wneud i helpu chi'ch hun os oes gennych chi broblemau gwybyddol.

Yn aml, y cymhorthion cof symlaf yw'r rhai mwyaf defnyddiol. 'Does dim dal y bydd y 'peth diweddaraf' o reidrwydd yn well na'r hyn a ddaeth o'i flaen. Mae rhestr siopa wedi ei hysgrifennu gyda phensil ar bapur yn dal i fod yn rhestr siopa – ac yn gymorth i'r cof. Os yw perthynas iau yn defnyddio ei ffôn clyfar i gynhyrchu'r un rhestr siopa, nid yw hynny yn golygu y bydd damaid yn fwy effeithiol. Defnyddiwch y dulliau sydd orau gennych chi.

Fel rheol gyffredinol, peidiwch â cheisio dysgu rhywbeth newydd i helpu'ch cof. Er enghraifft, os nad ydych chi erioed wedi defnyddio technoleg gyfrifiadurol, mae'n annhebygol y bydd ceisio dysgu defnyddio gliniadur neu dabled (fel iPad) yn ddefnyddiol. Mae'n fwy tebygol o'ch gwneud chi'n ddryslyd ac yn rhwystredig, felly anwybyddwch unrhyw ymdrechion caredig gan berthnasau iau i'ch 'llusgo i'r oes fodern'. Ar y llaw arall, os ydych chi'n ddefnyddiwr TG brwd a bob amser yn ceisio cadw i fyny â'r arferion diweddaraf, efallai y bydd apiau ffôn a nodiadau atgoffa electronig yn ddefnyddiol iawn i chi.

Dyddiaduron a chalendrau

Dyddiaduron a chalendrau yw rhai o'r cymhorthion cof symlaf a hefyd mwyaf defnyddiol sydd ar gael. Mae'r rhan fwyaf ohonom wedi arfer bod â chalendr wrth law i gyfeirio ato neu ddyddiadur i gofnodi apwyntiadau. Mae rhai'n cadw 'dyddlyfr' cyffredin ar ffurf dyddiadur, gan ysgrifennu am eu diwrnod neu'r wythnos sydd newydd fynd heibio.

Mae calendr trawiadol, print bras yn beth defnyddiol dros ben. Dylech ei hongian lle bydd yn dal eich llygad ac mewn man cyfleus i'w ddefnyddio i nodi apwyntiadau neu ddigwyddiadau. Er mwyn i'r calendr fod yn ddefnyddiol, bydd angen i chi ddatblygu dau arfer (os nad ydych chi'n eu gwneud nhw eisoes); y cyntaf yw nodi popeth rydych chi am ei gofio ar y calendr – pob apwyntiad, achlysur neu ddigwyddiad rheolaidd. Yr ail yw edrych ar y calendr yn rheolaidd. Mae ben bore yn amser da i wneud hyn ac o leiaf unwaith yn ddiweddarach yn y dydd – ddiwedd prynhawn efallai – i atgoffa'ch hun o unrhyw beth sy'n digwydd drannoeth y bydd angen i chi baratoi ar ei gyfer.

Yn fyr:

- Prynwch galendr a'i hongian lle byddwch yn sylwi arno.
- Gwnewch yn siŵr eich bod yn nodi'r holl apwyntiadau a digwyddiadau ar y dyddiadau cywir yn y calendr.
- Edrychwch ar y calendr o leiaf ddwywaith y dydd i atgoffa'ch hun o'r hyn mae angen i chi ei gofio.

Os ydych chi'n gyfarwydd â chadw dyddiadur ac mai dyma'ch dewis, mae'r un egwyddorion yn berthnasol:

- Prynwch ddyddiadur tebyg i'r un rydych chi wastad wedi'i ddefnyddio. Mae rhai'n hoffi dyddiadur mawr y gallan nhw ei adael ar agor ar fwrdd yn y cyntedd; tra bydd eraill yn hoffi rhywbeth digon bach i'w gario gyda nhw. Mae rhai yn dal i deimlo'n fwyaf cyfforddus gyda dyddiadur traddodiadol sy'n cynnwys llyfr cyfeiriadau a nodweddion eraill.
- Gwnewch yn siŵr eich bod yn nodi'r holl apwyntiadau a digwyddiadau ar y dyddiadau cywir yn y dyddiadur
- Edrychwch ar y dyddiadur yn aml i atgoffa'ch hun o apwyntiadau sydd i ddod.

Os ydych chi wedi arfer cadw dyddiadur ar ffurf 'dyddlyfr', gwnewch yn siŵr eich bod yn parhau i'w ysgrifennu. Bydd yn hynod ddefnyddiol fel cymorth cof a hefyd yn atgof dymunol o'r dyddiau a'r wythnosau diwethaf, gan eich galluogi i brocio'ch cof am ddigwyddiadau'r gorffennol. Efallai y synnwch chi weithiau o ddarllen eich dyddiadur a chael eich atgoffa o'r pethau sydd wedi digwydd sydd wedi mynd yn angof. Bydd dyddiadur o'r fath hefyd yn atgof da o ddyddiau'r wythnos a'r tymhorau, a all doddi'n un os yw eich bywyd yn debyg o un dydd i'r llall a'ch bod efallai'n byw ar eich pen eich hun. Felly, os ydych chi'n cadw dyddiadur ar ffurf dyddlyfr, mae'n werth ei ddarllen o leiaf unwaith yr wythnos i atgoffa'ch hun o'r hyn rydych chi wedi bod yn ei wneud.

Larymau

Mae larymau o bob math yn hynod ddefnyddiol. Ni waeth pa mor dda yw ein cof, mae'n hawdd i rywbeth dynnu ein sylw a gwneud i ni anghofio pryd dylai pethau ddigwydd.

Mae yna gant a mil o larymau ar gael. Mae pawb yn gyfarwydd â'r cloc larwm cyffredin, er efallai y byddwch chi'n synnu o wybod bod pobl ifanc prin byth yn defnyddio cloc larwm o'r fath, gan ffafrio derbyn hysbysiadau neu nodiadau atgoffa gan eu ffôn symudol. Mae cloc larwm safonol hefyd yn weddol gyfyngedig gan mai atgoffa rhywun i wneud un peth y mae fel arfer ym mhob 24 awr (pryd i ddeffro), ac yna efallai y bydd angen ei ailosod i fod o unrhyw ddefnydd pellach.

Larwm symlach a mwy ymarferol yw'r larwm 'amserydd cegin' sydd fel arfer yn cynnwys mecanwaith cloc syml y mae angen ei osod ymlaen llaw ac sydd wedyn yn canu'n glir ar ôl i gyfnod penodol o amser fynd heibio. Mae'r rhain yn ddefnyddiol iawn gan eu bod yn syml i'w cario o gwmpas, yn ysgafn ac mor rhad i'w prynu fel y gallwch gael sawl un o amgylch y tŷ heb wario fawr ddim. Yr unig beth i'w gofio yw eich bod yn ymateb i sŵn y larwm. Nid oes llawer o bwynt gosod larwm ac yna ei anwybyddu pan fydd yn canu.

Defnyddiwch larwm o'r math yma:

- I'ch atgoffa i gymryd meddyginiaeth.
- I'ch atgoffa o gamau wrth goginio (er enghraifft, pan fydd angen i chi droi'r popty ymlaen).
- I'ch atgoffa i fod yn barod i fynd allan ar amser penodol.
- I'ch atgoffa i fynd yn ôl at dasgau y mae angen eu gwneud fesul cam (ar ôl gadael eitemau yn socian, er enghraifft).
- I'ch atgoffa os oes rhywun yn galw draw ar amser penodol.
- I'ch atgoffa o raglen radio neu deledu yr hoffech ei gwylio.

Gellir rhaglennu ambell oriawr i'w defnyddio fel larwm hefyd. Os ydych chi'n gyfarwydd â defnyddio oriawr fel larwm, byddai'n werth i chi ddal ati. Beth bynnag, mae llawer o bobl yn defnyddio eu horiawr i'w hatgoffa o'r dyddiad yn ogystal â'r amser. Ond cofiwch y cyngor uchod – os nad ydych chi wedi arfer defnyddio larwm ar eich oriawr, mae'n well cadw at ddull sy'n ddealladwy a chyfarwydd i chi.

Wrth benderfynu ar ba fath o larwm i'w ddefnyddio, cofiwch y rheol gyffredinol a nodir uchod: *peidiwch â cheisio dysgu rhywbeth newydd i helpu'ch cof.* Defnyddiwch system larwm rydych chi'n gyfarwydd â hi ac yn ei deall ac sy'n hawdd i chi ymdopi â hi. Nid oes ots pa mor 'hen ffasiwn' ydyw; defnyddiwch y dull sy'n gweithio i chi.

Gliniaduron, llechi a ffonau symudol

Os ydych chi wedi arfer defnyddio ffôn symudol ac yn hapus i wneud hynny, gall fod yn ddefnyddiol iawn. Yn aml mae ganddo sawl swyddogaeth gan gynnwys dyddiadur a chalendr a chloc larwm a system atgoffa. Mae rhai'n defnyddio eu ffôn symudol ar gyfer yr holl swyddogaethau hyn a hefyd i wirio e-byst, anfon negeseuon byr at ffrindiau ac edrych ar lwybrau teithio. I fod yn onest, gall ffôn symudol fod yn eithaf trwsgl i'w ddefnyddio ar gyfer rhai o'r tasgau hyn, ond mae ganddo'r fantais o fod yn fach ac yn ysgafn i'w gario ac (am fod iddo sawl defnydd amrywiol) gall gymryd lle dyddiadur, gliniadur, map a chloc larwm. Mae'r rhan fwyaf o ffonau symudol hefyd yn cynnwys camera a all fod yn hynod ddefnyddiol.

Er bod y rhan fwyaf o bobl hŷn yn eithaf hapus i ddefnyddio ffôn symudol i siarad ag eraill wrth fynd o le i le ac efallai i decstio a chymryd ambell lun, nid ydynt yn gwneud defnydd llawn o'i holl swyddogaethau. Os oes angen i chi gael eich atgoffa o amser digwyddiadau rheolaidd – cymryd meddyginiaeth, er enghraifft – yna gall rhaglennu eich ffôn symudol i'ch atgoffa fod o fudd mawr os ydych chi'n gyfarwydd â'ch ffôn ac yn hapus i'w ddefnyddio.

Defnyddiwch ffôn symudol os ydych chi'n hapus gyda'r dull hwn:

- I'ch atgoffa o ddigwyddiadau i ddod.
- I'ch atgoffa o gyfarfodydd.
- I'ch atgoffa bod eich tocyn maes parcio yn dod i ben.

Mae llechi a gliniaduron hefyd yn aml yn cynnwys larwm, ac os ydych chi'n gyfarwydd â'r math yma o dechnoleg, yna defnyddiwch y system larwm ynddyn nhw i helpu'ch cof.

Gosod negeseuon atgoffa eich hun (gadael rhywbeth allan)

Mae'n swnio fel dull rhyfedd o brocio'r cof, ond mae'n aml yn gweithio. Er enghraifft, dychmygwch fod yn rhaid i chi fynd â rhai eitemau gyda chi pan fyddwch yn gadael y tŷ. Gadewch yr eitemau hynny ar y llawr o flaen y drws . Yna, byddwch yn siŵr o'u cofio.

Yn yr un modd:

- Os oes angen i chi drwytho eitem mewn cynnyrch glanhau am gyfnod penodol cyn rinsio neu fflysio, gadewch rywbeth allan lle byddwch yn ei weld ac yn cael eich atgoffa o'r dasg.
- Os oes angen i chi dynnu'r golch oddi ar y lein cyn gadael y tŷ, gadewch un llen hanner ar gau fel y bydd eich llygad yn cael ei thynnu at y ffenest ac yn eich atgoffa.
- Os oes angen i chi ychwanegu cynhwysyn at bryd o fwyd yn ystod yr amser coginio, gadewch y cynhwysyn yn agos at y popty (yn ogystal â gosod larwm). Mae hyn hefyd yn gweithio os oes rhaid i chi ddechrau coginio gwahanol brydau ar wahanol adegau – er enghraifft, os oes angen coginio llysiau i fynd gyda'r brif saig.
- Os oes angen i chi gymryd meddyginiaeth cyn pryd bwyd, rhowch y ddos wrth y bwrdd lle byddwch yn bwyta.
- Os oes angen i chi gofio postio rhywbeth – cerdyn pen-blwydd, er enghraifft – rhowch y cerdyn wrth ymyl allweddi eich tŷ neu'ch bag llaw neu beth bynnag rydych chi'n mynd ag ef gyda chi pan fyddwch chi'n gadael y tŷ.

Rhestrau

Mae rhestrau yn gymhorthion cof gwych. Nid oes angen offer arbennig, gan fod papur a phensil syml yn gweithio llawn cystal ag unrhyw beth. Maen nhw'n hawdd eu gwneud a'u defnyddio. Maen nhw'n canolbwyntio'r meddwl. Gallan nhw eich atgoffa o'r hyn rydych chi wedi'i wneud yn ogystal â'r hyn sy'n rhaid i chi ei wneud.

Defnyddiwch restr ar gyfer:

- Eich atgoffa o'ch siopa.
- Tasgau cartref y mae angen eu gwneud ar ddiwrnod penodol.
- Eich atgoffa o alwadau y mae angen i chi eu gwneud neu nodiadau y mae angen i chi eu hysgrifennu.
- Procio'ch cof am ddigwyddiadau sydd i ddod – fel anrhegion mae angen i chi eu prynu, dillad y mae angen i chi fod wedi eu golchi a'u smwddio, bagiau y mae angen i chi eu pacio.
- Eich atgoffa os ydych chi'n disgwyl ymwelydd a bod angen i chi fod yn barod ar ei gyfer.

Efallai y byddwch chi am gadw sawl rhestr ar gyfer gwahanol dasgau, ond y syniad mwyaf defnyddiol, yn enwedig os oes gennych chi MCI, yw cadw un rhestr 'Pethau i'w gwneud' mewn lle amlwg a chofio rhoi tic wrth ymyl yr eitemau wrth i chi eu gwneud. Efallai yr hoffech chi gael tudalen ar wahân ar gyfer pob diwrnod. Yna, ar ddiwedd y dydd, gallwch drosglwyddo'r pethau nad ydych chi wedi llwyddo i'w cwblhau i drannoeth.

Y pwynt pwysicaf i'w gofio yw bod y rhestr yno i'ch helpu. Peidiwch â gadael iddi ddod yn feistr arnoch chi a'ch bod yn teimlo dan straen os nad ydych chi wedi cwblhau'ch rhestr. A pheidiwch â gadael i'ch rhestr dasgau droi'n obsesiwn fel na allwch chi ymlacio a mwynhau eich bywyd. Gall fod yn ddefnyddiol rhoi 'sgôr seren' i bob eitem ar y rhestr; er enghraifft, mae tasgau tair seren yn rhai brys ond gallwch adael tasgau gydag un seren yn unig tan yfory os yw amser yn brin. Gallwch wneud hyn os nad yw'n rhy gymhleth i'w gofio.

Enghraifft o restr

- Gwneud apwyntiad deintydd *** (angen ei wneud heddiw).
- Prynu bwyd cath * (dim brys – mae gennym ddigon am gwpl o ddiwrnodau).
- Prynu anrheg pen-blwydd i'm merch ** (cyn diwedd yr wythnos, pan fydd hi'n ymweld).

Pobl eraill

Os nad yw eich cof cystal, un o'r cymhorthion gorau yw person arall. Os oes gan eich priod neu'ch cymar, eich mab neu'ch merch neu'ch ffrind gof gwell na chi, gofynnwch iddyn nhw helpu. Efallai y byddan nhw'n barod iawn i'ch helpu i osod larwm, cwblhau rhestr 'Pethau i'w gwneud', llenwi'ch calendr neu ddyddiadur neu hyd yn oed ffonio neu anfon neges destun i'ch atgoffa am rai o'r pethau mae angen i chi eu gwneud.

Mae yna un amod fodd bynnag: os ydych chi'n gofyn i rywun eich helpu fel hyn, peidiwch â bod yn flin pan fyddan nhw *yn* eich atgoffa! Os ydych chi'n dweud 'Roeddwn i'n gwybod hynny' byth a hefyd wrth gael eich atgoffa, yna efallai y bydd y sawl sydd i fod i'ch atgoffa yn penderfynu rhoi'r gorau iddi. Os ydych chi'n gofyn i rywun eich helpu drwy eich atgoffa o bethau, mae'n bwysig dweud 'diolch' am eu help. Hwyrach fod cael eich atgoffa am bethau yn dân ar eich croen, ond os ydych chi wedi gofyn i rywun eich helpu, byddwch yn falch pan fyddan nhw'n gwneud hynny.

Enwau ac wynebau

Bydd y rhan fwyaf o bobl sy'n poeni am eu cof yn dweud mai eu problem fwyaf yw cofio enwau pobl a rhoi enwau i wynebau. Mae rheswm da dros hyn. Mae enwau mewn gwirionedd yn ddarnau eithaf rhyfedd o wybodaeth. Mae llawer o'n hatgofion yn gysylltiedig ag atgofion eraill o gyfnod neu ddigwyddiad penodol, ac mae hyn yn ein helpu i'w cofio. Yn gyffredinol, nid oes gan enwau unrhyw wybodaeth sy'n 'gysylltiedig' â nhw. Efallai y byddwch yn cofio wyneb rhywun ac yn gwybod yn iawn eich bod wedi cwrdd â nhw o'r blaen a hyd yn oed ble y gwnaethoch chi gwrdd, ond gall fod yn anodd galw eu henw i gof. Mae nifer o bethau y gallwch eu gwneud i helpu hyn.

- Yn gyntaf, pan fyddwch chi'n cwrdd â rhywun newydd, gwnewch yn siŵr eich bod chi'n clywed eu henw yn glir. Gofynnwch eto os na fyddwch chi'n ei glywed yn glir y tro cyntaf.
- Ailadroddwch yr enw ar ôl y cyflwyniad a cheisiwch ei ddweud sawl gwaith yn y sgwrs sy'n dilyn (er enghraifft, 'Felly, Aled, ydych chi wedi teithio'n bell

yma heddiw?' ac 'Ers faint ydych chi'n nabod ein ffrind, Aled?').

- Os oes gennych chi amser, ceisiwch gysylltu rhywbeth am wyneb y person rydych chi'n ei gyfarfod â'i enw. Nid yw hyn bob amser yn hawdd, ond er enghraifft, os ydych chi'n cwrdd â rhywun o'r enw 'Siân' a bod gennych chi ferch o'r enw Siân, gall hynny eich helpu i gofio ei henw y tro nesaf.
- Pan fyddwch chi'n ffarwelio ailadroddwch enw'r person eto (er enghraifft, 'Hwyl fawr, Aled. Roedd hi'n braf cwrdd â chi').
- Dywedwch wrth bobl nad oes gennych chi gof da am enwau ac ymddiheurwch ymlaen llaw rhag ofn i chi anghofio.
- Peidiwch â bod ofn dweud rhywbeth fel 'Mae'n hurt, ond er mod i'n nabod eich wyneb chi, alla i ddim cofio'ch enw'. (Efallai nad yw'r person arall yn cofio'ch enw chi chwaith! Felly gallwch ychwanegu, 'Sali ydw i, gyda llaw'.)
- Os oes gennych chi gymar, priod neu ffrind gyda chi, gofynnwch iddyn nhw eich atgoffa o enw unrhyw un rydych chi'n mynd i'w gyfarfod ymlaen llaw.

Meddyginiaethau

Fel arfer mae'n bwysig cymryd meddyginiaethau ar adegau penodol o'r dydd ac mor aml ag y mae'ch meddyg wedi dweud wrthych chi am eu cymryd. Mae rhai meddyginiaethau'n gweithio orau cyn neu ar ôl bwyd ac mae'n rhaid gadael cyfnodau rheolaidd rhwng rhai ohonyn nhw er mwyn iddyn nhw weithio'n iawn. Felly mae'n bwysig dod o hyd i ffordd o gofio cymryd ein meddyginiaethau pan ddylen ni. Mae sawl ffordd o gofio, ac rydyn ni wedi sôn am rai uchod:

- Gosod larwm i'ch atgoffa.
- Gadael y feddyginiaeth yn rhywle y byddwch chi'n cofio ei chymryd; er enghraifft, os oes rhaid i chi gymryd pilsen gyda bwyd, rhowch y botel feddyginiaeth ar y bwrdd lle'r ydych chi'n bwyta. Os oes angen i chi ei chymryd peth cyntaf yn y bore, rhowch y botel ar y cwpwrdd wrth ymyl eich gwely.
- Ychwanegu 'Cymryd fy moddion/tabledi' at eich rhestr atgoffa ddyddiol.
- Rhoi 'Cymryd fy moddion/tabledi' ar eich calendr a rhoi tic wrth ei ymyl pan fyddwch wedi gwneud hyn.
- Gosod eich ffôn symudol fel ei fod yn anfon nodyn atgoffa atoch.
- Gofyn i rywun sy'n byw gyda chi eich atgoffa.

Os oes gennych chi gyflwr sy'n golygu bod angen i chi gymryd meddyginiaeth yn rheolaidd iawn (fel diabetes neu glefyd Parkinson), mae'n bwysig iawn eich bod yn mynd i'r drafferth i sicrhau bod eich dull atgoffa yn gweithio go iawn. Os nad ydych chi'n siŵr a fyddwch chi'n cofio, a bod y feddyginiaeth yn bwysig iawn, gofynnwch i rywun arall eich atgoffa.

Gall cymryd gormod o rai meddyginiaethau – gor-ddos – fod yn beryglus dros ben. Felly, mae nodi pryd rydych chi wedi cymryd eich meddyginiaeth hefyd yn synhwyrol. Gallwch ofyn i'ch tabledi gael eu rhoi i chi mewn pecyn 'dosette', sy'n golygu bod pob dos yn cael ei rhoi mewn cynhwysydd ffoil wedi'i labelu gyda'r diwrnod a'r amser y mae angen ei gymryd. Mae'n hawdd i chi weld a ydych wedi cymryd y ddos oherwydd bydd y cynhwysydd ar gyfer y diwrnod a'r amser hwnnw yn wag os ydych chi wedi eu cymryd. Os ydych chi'n anghofus ac yn byw ar eich pen eich hun, mae'n ffordd dda iawn o'ch atgoffa gan mai dim ond gwirio'r pecyn sy'n rhaid i chi ei wneud i weld a ydych wedi cymryd eich meddyginiaeth.

Os oes gennych chi broblem cof, yna pan fydd eich meddyg yn rhoi meddyginiaeth ar bresgripsiwn, gwiriwch pa mor bwysig yw cymryd y ddos yn rheolaidd. Os ydych chi'n meddwl y byddwch chi'n anghofio'ch meddyginiaeth yn hawdd, gofynnwch a ellir rhoi dos wahanol i chi (er enghraifft, tabled unwaith y dydd yn hytrach na thair gwaith y dydd), neu a yw'r feddyginiaeth yn hynod bwysig i'w chymryd.

Gan fod rhai meddyginiaethau'n bwysig iawn, mae hwn yn faes arall lle na ddylech wylltio neu ypsetio os oes rhywun sy'n byw gyda chi yn ceisio helpu drwy eich atgoffa i gymryd eich meddyginiaeth pryd y dylech. Mae cael eich atgoffa fel hyn yn golygu bod rhywun yn malio amdanoch chi ac yn poeni am eich lles.

Ymwybyddiaeth ofodol a dod o hyd i'ch ffordd

Mae 'ymwybyddiaeth ofodol' yn golygu bod yn ymwybodol o ble rydych chi mewn perthynas â phethau eraill neu bobl eraill. Mae'n hawdd drysu, yn enwedig mewn lle dieithr, a chymryd y llwybr anghywir neu droi i'r cyfeiriad anghywir. Os byddwch chi'n gwneud hyn, efallai yr ewch chi ar goll a mynd i banig am nad ydych chi'n gwybod ble ydych chi. Mae yna bethau y gallwch eu gwneud i atal neu gywiro hyn.

Er mwyn atal eich hun rhag mynd ar goll a drysu:

- Cymerwch eich amser mewn lle dieithr – hyd yn oed os yw hyn yn golygu eich bod yn symud yn araf a bod eraill yn mynd yn ddiamynedd gyda chi.
- Mae'n syniad oedi bob hyn a hyn i geisio gweld ble ydych chi.
- Gwnewch nodyn meddyliol o ba ffordd rydych chi'n troi neu ba ddrws rydych chi'n mynd drwyddo.
- Pan fyddwch chi'n dod allan o ystafell mewn lle dieithr gofynnwch i eraill sut i adael yr adeilad.

Os gwelwch chi eich bod ar goll:

- Stopiwch ac edrychwch o'ch amgylch yn araf. *Peidiwch â mynd i banig a pheidiwch â chario mlaen i gerdded.*
- Anadlwch yn araf ac yn bwyllog. Os gallwch chi, ewch yn ôl y ffordd ddaethoch chi.
- Edrychwch o gwmpas i weld a ydych chi'n adnabod unrhyw adeiladau, llwybrau neu ffyrdd.
- Peidiwch â bod ofn gofyn y ffordd gan rywun sy'n mynd heibio – efallai eich bod newydd golli'r llwybr.
- Os ydych chi ar goll go iawn a bod gennych chi ffôn symudol, ffoniwch rywun rydych chi'n ei adnabod i ofyn am help.

Dod o hyd i'ch ffordd

Mae yna ddulliau di-ri newydd o ddod o hyd i'ch ffordd. Mae pobl iau yn aml yn defnyddio eu ffôn symudol fel rhyw fath o 'sat nav' a byth yn edrych ar fap. Os ydych chi'n hyderus gyda'r math yma o dechnoleg, yna da chi, defnyddiwch hi. Fel arall, ac os ydych chi'n mynd i le anghyfarwydd, rhowch gynnig ar un o'r canlynol:

- Edrychwch ar fap cyn i chi adael cartref.
- Nodwch enwau'r ffyrdd y mae'n rhaid i chi eu cymryd i gyrraedd pen eich taith.
- Lluniwch fap llwybr syml neu gofynnwch i rywun arall wneud hynny i chi.
- Os ydych chi'n gyrru, defnyddiwch sat nav i'ch helpu.
- Ewch â rhywun gyda chi i arwain y ffordd.

Cyfarwyddiadau offer

Pan fyddwch chi'n prynu eitemau newydd o offer – offer cartref fel peiriannau golchi neu sugnwyr llwch – maen nhw'n dod gyda llawlyfr cyfarwyddiadau. Yn anffodus, oherwydd bod rhaid i'r cyfarwyddiadau fod yn glir i bawb, efallai y gwelwch chi eu bod wedi'u hysgrifennu mewn sawl iaith a bod yn rhaid i chi chwilota drwy sawl tudalen cyn dod o hyd i'r fersiwn y gallwch ei deall.

Weithiau mae'r cyfarwyddiadau ar ffurf lluniau (llaw yn pwyntio at ddeial) yn hytrach na geiriau. Efallai y bydd hyn o gymorth i chi ond os ydych chi wedi arfer dilyn cyfres o gyfarwyddiadau ysgrifenedig, efallai y gwelwch chi fod y lluniau'n gwneud y cyfan yn fwy lletchwith.

Nid yw rhai eitemau electronig fel ffonau symudol ac iPads yn dod gyda chyfarwyddiadau ysgrifenedig; yn hytrach, mae'r gwneuthurwyr yn disgwyl i chi 'lawrlwytho' eu llyfr cyfarwyddiadau neu ddefnyddio eu system ar-lein.

Gall hyn i gyd fod yn anodd iawn i chi os oes gennych

chi MCI. Y peth symlaf i'w wneud yw gofyn i rywun arall ddangos i chi sut i ddefnyddio'r offer newydd a mynd i'r drafferth i sicrhau y gallwch chi wneud y pethau fydd angen i chi eu gwneud. Byddai hefyd yn ddefnyddiol gofyn i rywun rydych chi'n ei adnabod wneud nodyn o'r cyfarwyddiadau i chi mewn ffordd syml. Er enghraifft, os ydych chi'n cael peiriant golchi newydd, dim ond un neu ddwy raglen y bydd angen i chi eu defnyddio fel arfer yn ôl pob tebyg. Gofynnwch i rywun ysgrifennu rhestr syml o gyfarwyddiadau ar gyfer yr un neu ddwy raglen sydd eu hangen yn unig, a chadwch y rhestr wrth ymyl y peiriant fel y gallwch droi ati a'i dilyn bob tro y byddwch yn defnyddio'r peiriant. Mae'n syniad da defnyddio unrhyw offer newydd mor aml â phosibl ar y dechrau, er mwyn i'ch ymennydd amsugno patrwm y cyfarwyddiadau rydych chi'n eu defnyddio'n haws.

Os ydych chi'n prynu darn newydd o offer cartref, ceisiwch brynu model sy'n debyg i'r un oedd gennych chi o'r blaen, er mwyn gallu ymgyfarwyddo'n haws.

Ffonau symudol

Os ydych chi'n defnyddio ffôn symudol newydd, penderfynwch pa elfennau mae eu hangen arnoch chi fwyaf. Er enghraifft, gyda ffôn efallai mai dim ond ffonio a thecstio eraill fyddwch chi am ei wneud. Os felly, gofynnwch i rywun eich hyfforddi i wneud hyn ac anwybyddwch unrhyw elfennau eraill hyd nes y bydd eu hangen arnoch. Mae'r cynorthwywyr mewn siopau ffonau symudol fel arfer yn dda iawn am helpu pobl i ddefnyddio eu ffonau gwahanol ac maen nhw wedi arfer â phobl hŷn sydd angen rhywfaint o help, felly gallech fynd i mewn i siop a gofyn iddyn nhw eich rhoi ar ben ffordd.

Os mai dim ond eisiau ffonio neu decstio eraill ydych chi, gallech brynu ffôn syml sydd yn gwneud hyn yn unig. Bydd hyn yn gwneud bywyd yn haws i chi. Bellach mae'n bosibl prynu ffonau gyda bysellbadiau mwy na'r arfer i'w defnyddio gan y rhai sydd â bysedd gwynegol neu bobl â golwg gwan. Gallwch hefyd gael ffonau sy'n eich galluogi i raglennu'r rhifau ffôn rydych yn eu galw amlaf i ddeialu wrth wasgu un botwm. Mae'r botwm 'panig' yn swyddogaeth ddefnyddiol arall ar rai ffonau syml (botwm ar y cefn gan amlaf). O'i wasgu, bydd yn cysylltu â rhywun sy'n agos atoch a all eich helpu.

Teclynnau rheoli

Nid dim ond y teledu sy'n dod gyda theclyn rheoli bellach. Mae systemau sain, gwyntyllau ystafell, tanau trydan ac offer o bob math bellach yn cynnwys teclyn rheoli. Gall hyn fod yn ddryslyd iawn yn wir, gan fod yr holl declynnau rheoli hyn yn edrych yr un fath ac yn edrych yn debyg i ffonau cartref modern gan mwyaf! Mae yna lawer o straeon am bobl yn defnyddio eu ffôn i geisio rheoli'r teledu neu'n ceisio deialu rhif ar y teclyn teledu, gan ei gamgymryd am ffôn.

Sut gallwch chi ddatrys y broblem hon? Yn gyntaf, os nad oes angen i chi ddefnyddio teclyn rheoli ar gyfer eich offer, peidiwch. Defnyddiwch y switshis a'r botymau ar yr offer ei hun. Yn aml iawn, maen nhw'n haws i'w gweld ac yn eich atal rhag segura ar y soffa ac osgoi symud o'ch cadair gyfforddus.

Pan fyddwch chi'n defnyddio teclyn rheoli, gwnewch ymdrech i ddysgu'r botymau y byddwch yn eu defnyddio fwyaf (er enghraifft, newid y sianel ar y teledu) gan anwybyddu'r botymau eraill. Labelwch bob teclyn rheoli mewn llythrennau bras, hawdd eu darllen naill ai trwy ludo label neu drwy ddefnyddio pen marcio parhaol ar y casyn ei hun. Cyn i chi ddefnyddio'r teclyn rheoli, gwiriwch y label!

Cadwch y teclynnau rheoli yn yr un lle bob amser ac yn ddelfrydol dylech fod â lle gwahanol ar gyfer pob un. Bydd hyn yn helpu'ch ymennydd i adnabod yn anymwybodol yr hyn rydych chi'n ei ddefnyddio trwy ei gysylltu â'r man lle mae'n cael ei gadw.

Systemau mnemonig a hunan atgoffa

System fel patrwm o lythrennau, syniadau neu gysylltiadau sy'n eich helpu i gofio rhywbeth yw system mnemonig. Bydd rhai ohonom yn cofio dysgu systemau mnemonig fel 'Every Good Boy Deserves Fruit' i gofio enwau nodau cerdd neu "Caradog o'r Mynydd Gafodd Gig I'w Fwyta" i gofio lliwiau'r enfys pan oedden ni yn yr ysgol. Mae hon yn system dda iawn i gofio unrhyw beth sydd â dilyniant (fel nodau cerdd neu liwiau'r enfys), a gallwch greu rhai eich hun i gofio rhestrau pwysig. Fodd bynnag, mae angen i'r math yma o system mnemonig fod yn hawdd i'w chofio, fel arall byddwch yn treulio oriau yn ceisio cofio'r system mnemonig a bydd yn eich rheoli yn hytrach na'ch helpu.

Mae yna gymhorthion cof syml iawn eraill a allai weithio i chi. Dywedodd un o'm cleientiaid wrtha' i, os oedd hi'n mynd fyny'r grisiau i nôl rhywbeth, y byddai'n enwi'r eitem wrth iddi droedio ar bob gris – 'llyfr llyfrgell, llyfr llyfrgell, llyfr llyfrgell', er enghraifft – ac roedd hyn yn gweithio'n dda iawn iddi yn y cyswllt hwn. Gall ailadrodd fod yn ffordd dda i helpu'r cof ond mae ganddo ei gyfyngiadau. Os ydych chi'n ailadrodd rhywbeth ddwywaith neu dair ac yna'n ei anghofio, dim ond i'r cof tymor byr y mae'r eitem yn mynd a bydd yn mynd yn angof yn gyflym. Er mwyn gallu galw i gof, byddai angen i chi barhau i ailadrodd yr eitem yn rheolaidd.

Ffordd arall o sodro pethau yn y cof yw gwneud llun yn eich meddwl – gorau oll y mwyaf dwl. Dychmygwch fod angen i chi blicio'r tatws, bwydo'r ci a thynnu'r golch oddi ar y lein cyn mynd allan. Gwnewch lun yn eich meddwl o datws yn hongian ar y lein ddillad a'r ci yn ceisio neidio i fyny i'w bwyta.

Bydd defnyddio'u bysedd fel cymorth cof yn gallu helpu rhai. Yn yr achos uchod byddech yn cyffwrdd â'ch bawd i nodi plicio'r tatws, eich bys mynegai i nodi bwydo'r ci a'ch bys canol i nodi dod â'r golch i mewn. Yna i gofio pob eitem byddech yn cyffwrdd â'r bawd a'r bysedd.

Pa fath bynnag o gymhorthyn cof sy'n ddefnyddiol i chi, defnyddiwch e. Peidiwch â theimlo bod angen i chi ddefnyddio dull y mae rhywun arall yn ei awgrymu, a pheidiwch â theimlo'n wirion am ddefnyddio dull o'ch dewis. Os yw'n gweithio i chi, mae'n ddull da a bydd yn eich helpu i gadw'ch annibyniaeth a theimlo'n fwy hyderus.

Effaith blinder a straen

Os ydych chi wedi blino neu dan straen, bydd unrhyw broblemau cof neu ddryswch yn gwaethygu. Mae'n werth cadw hyn mewn cof os ydych chi'n gwneud llawer o gamgymeriadau neu'n mynd yn ddryslyd. Os ydych chi wedi blino, gorffwyswch neu ewch i'r gwely'n gynnar a byddwch bron yn siŵr o weld bod eich cof a'ch dryswch yn llawer gwell ar ôl gorffwys neu yn y bore.

Meddyliwch yn ôl i'ch dyddiau ysgol a pha mor ofidus y gallech chi fod pan fyddai'r athro'n cyhoeddi bod yna brawf. Weithiau byddai pob ffaith roeddech chi'n ei gwybod fel pe bai'n hedfan o'ch pen chi cyn gynted ag y byddai'r gair prawf yn cael ei grybwyll. Gall yr un peth ddigwydd os oes rhywun yn sydyn yn gofyn i chi am eich rhif ffôn – mae'r meddwl fel pe bai'n mynd yn gwbl wag. Pan fyddwch chi'n cael eich rhoi 'yn y fan a'r lle' mae eich ymennydd weithiau yn teimlo wedi rhewi.

Mae yna rai pethau y gallwch eu gwneud i helpu:

- Gadael tasgau anodd neu gymhleth tan y byddwch chi'n teimlo'n ffres. Peidiwch â cheisio'u gwneud nhw pan fyddwch chi wedi blino neu dan bwysau.
- Camwch yn ôl o sefyllfa anodd a cheisiwch anadlu'n ddwfn i ymlacio. Gallech ddweud 'Mae angen munud arna i i feddwl' neu wneud esgus, 'dwi ar frys nawr – bydd angen i mi ddod yn ôl nes ymlaen'.
- Peidiwch â rhoi eich hun dan fwy o bwysau drwy geisio meddwl am rywbeth rydych chi wedi'i anghofio. Mae'n well ei roi allan o'ch meddwl a bydd yr ateb yn siŵr o ymddangos yn eich ymennydd cyn gynted ag y byddwch chi'n ymlacio.
- Cadwch nodyn o'ch cyfeiriad a'ch rhif ffôn yn eich pwrs neu waled fel y gallwch gyfeirio atyn nhw'n hawdd.
- Os oes rhywun gyda chi, gofynnwch iddyn nhw helpu.

Peidiwch â chynhyrfu – mae meddyliau pawb yn mynd yn wag weithiau.

- Yn gyffredinol, ceisiwch beidio â gorflino neu drefnu gormod o dasgau. Cofiwch y cyngor o dan y pennawd 'rhestrau' – i adael y pethau nad ydyn nhw'n bethau brys tan yfory neu drennydd.

Mae straen a blinder yn effeithio ar bawb. Yr unig wahaniaeth yw y gall pobl iau weithiau oresgyn y blinder a'r pryder a pherfformio pan fydd yn rhaid iddyn nhw, er eu bod wedi blino neu dan straen. Mae hyn yn anoddach i bobl hŷn. 'Does dim ots. Os ydych chi'n hŷn, rydych chi'n ddoethach hefyd gobeithio. Rydych chi'n deall bod angen i chi roi amser a lle i chi'ch hun. Cymerwch eich amser a rhowch le i chi'ch hun.

Mae'r term 'amhariad gwybyddol ysgafn' yn golygu bod amhariad (nam) ar eich gwybyddiaeth (eich gallu i gofio a gweithredu bob dydd), ond *un ysgafn yn unig*. Gallwch barhau i helpu eich hun i weithredu'n well ac ymdopi â'ch gweithgareddau bywyd bob dydd (ADLs) fel y gallwch chi lwyddo i fyw'n annibynnol.

Mae defnyddio cymhorthion cof – beth bynnag ydyn nhw – i'ch helpu i weithredu a byw'n annibynnol yn synhwyrol ac yn ddoeth.

Peidiwch â theimlo eich bod yn methu neu'n rhoi'r ffidil yn y to os ydych chi'n defnyddio cymhorthion cof. Pe baech chi wedi torri'ch coes, byddech yn hapus i ddefnyddio ffon fagl nes bod y goes yn well. 'Ffon fagl' yw'r cymhorthion cof ar gyfer amhariad gwybyddol. Defnyddiwch nhw a chadwch eich annibyniaeth.

Pwyntiau allweddol

- Nid yw defnyddio cymhorthion i'ch helpu i gofio rhywbeth yn arwydd o wendid; mae'n synhwyrol ac yn eich helpu i fod yn annibynnol.
- Mae dyddiaduron a chalendrau, o fath sy'n addas i chi, yn ffordd syml o brocio'r cof.
- Mae larymau o bob math ar gael ac maen nhw'n ddefnyddiol iawn. Defnyddiwch y rhai sy'n fwyaf addas i chi.
- Peidiwch â cheisio dysgu math newydd o dechnoleg neu ddysgu i'ch helpu i gofio. Mae'n well defnyddio system rydych chi'n hen gyfarwydd â hi ac yn ei deall yn iawn.
- Mae pryd rydych chi'n cymryd rhai meddyginiaethau yn bwysig: gwnewch eich gorau glas i gymryd eich meddyginiaeth yn brydlon.
- Os ydych chi'n colli'ch ffordd yn hawdd, defnyddiwch gymhorthion cof i helpu neu i ofyn am help gan bobl eraill.
- Cymerwch yr amser i ddysgu sut i ddefnyddio offer neu gymhorthion newydd. Os nad oes angen i chi ddysgu sut i'w ddefnyddio'n llwyr, dysgwch beth byddwch chi'n eu defnyddio'n unig.
- Peidiwch â cheisio dysgu pethau newydd os ydych chi wedi blino neu dan straen.
- Peidiwch â chynhyrfu os yw'ch cof yn gwaethygu pan fyddwch chi wedi blino neu dan straen.

Pennod 7

Meddwl am y dyfodol

Mae'r rhan fwyaf o bobl yn cynllunio i ryw raddau ar gyfer y dyfodol. Rydyn ni i gyd, ar y cyfan, yn gyfarwydd â'r syniad o feddwl am yrfaoedd, teulu, pensiynau ac eiddo o safbwynt cynllunio ar gyfer y blynyddoedd i ddod. Bydd pobl sy'n edrych tua'r dyfodol wedi gwneud cynlluniau ar gyfer eu hymddeoliad, gan ystyried yr agweddau ariannol a chymdeithasol.

Os gofynnwch chi i unrhyw un canol oed am eu cynlluniau ar gyfer y dyfodol, mae'n ddiddorol mai dim ond dyfodol lle mae ganddyn nhw deulu o fewn cyrraedd a lle maen nhw o gwmpas eu pethau i fwynhau eu hymddeoliad y mae hyd yn oed pobl flaengar wedi ei ystyried. Ychydig iawn o bobl sydd wedi ystyried y posibilrwydd y byddan nhw'n fregus, y gallai eu teulu symud yn bell i ffwrdd, neu y gallen nhw ddatblygu problemau gwybyddol a bod angen cymorth dwys arnyn nhw.

'Does neb eisiau ystyried dyfodol o'r fath, ac mae'n debyg mai dyna sy'n egluro pam mae cyn lleied o bobl yn paratoi ar ei gyfer. Os ydych chi'n darllen y llyfr hwn, mae'n debyg eich bod y tu hwnt i 'ganol oed' a bod unrhyw gynlluniau rydych chi'n eu gwneud yn rhai ar gyfer y dyfodol agos. Os oes gennych chi (neu efallai eich cymar oes) amhariad gwybyddol ysgafn (MCI), gall fod yn agoriad llygad i chi a byddwch yn gweld bod rhaid i chi ystyried eich cynlluniau i'r dyfodol ar fyrder.

Mae'r bennod hon yn edrych ar rai o'r pethau y dylech eu hystyried (mae eraill yn cael eu trafod ym Mhennod 2), a sut y gallwch gynllunio ymlaen llaw fel y gellir ymdrin â phroblemau sy'n ymwneud ag iechyd, cyllid a materion preswyl yn y ffordd orau i chi.

Cynllunio cyllid

Mae arian a chyllid yn faes lle mae llawer o bobl yn cynllunio ymlaen llaw. Mae polisi'r llywodraeth ar bensiynau yn y Deyrnas Unedig wedi golygu bod hyd yn oed y rhai a arferai dybio y byddai'r Wladwriaeth yn darparu ar gyfer eu henaint wedi cael eu gorfodi i ystyried pethau o safbwynt mwy personol.

Nid bwriad y llyfr hwn yw ailadrodd cyngor y gellir ei gael mewn mannau eraill. Gellir cael cyngor ariannol am gynllunio ar gyfer y dyfodol yn hawdd, hyd yn oed i'r rhai sydd â dulliau cyfyngedig iawn, ac rydyn ni'n nodi ffynonellau cyngor ym Mhennod 10, yn y rhestr o sefydliadau cymorth ar ddiwedd y llyfr.

Yn y bennod hon byddwn yn bwrw golwg o safbwynt gwahanol ar ochr ariannol heneiddio ac yn ceisio ystyried beth yn union gall fod ei eisiau arnom ni go iawn o safbwynt pethau materol yn y dyfodol. Os ydych chi'n siarad â phobl iau sydd newydd gychwyn ar antur bywyd, mae'n debyg y byddan nhw'n ystyried cynilo mewn cronfa bensiwn ar gyfer y dyfodol. Yn y cyfnod cynnar hwn, mae'r rhan fwyaf o bobl sy'n ystyried y dyfodol yn cydnabod bod y cyfrifoldeb i drefnu cronfa bensiwn yn bwysig. Yn yr un modd, ym mlynyddoedd diweddarach canol oed, bydd pobl yn aml yn meddwl ac yn cynllunio i sicrhau bod eu hymddeoliad yn gyfforddus ac y byddan nhw'n gallu fforddio'r pethau materol y maen nhw'n credu y bydd eu hangen arnyn nhw.

Yn rhyfedd iawn, yn ddiweddarach mewn bywyd, pan fydd gofyn i'r rhai wnaeth y cynlluniau a'r trefniadau synhwyrol hyn – fel y gallen nhw dalu am unrhyw gymhorthion neu gymorth ychwanegol angenrheidiol – ddefnyddio'r arian a gynilwyd at y diben hwnnw, gallan nhw fod yn amharod i wneud hynny. Y rheswm mwyaf cyffredin sy'n cael ei roi dros beidio â defnyddio cyfalaf neu gynilion i helpu eich hun yw'r dymuniad i adael etifeddiaeth i blant neu wyrion.

Nid y llyfr hwn yw'r lle i drafod a yw derbyn cymorth gan y wladwriaeth (sydd, wedi'r cyfan, yn arian sy'n cael ei dalu gan bobl eraill) yn foesol gywir neu'n anghywir. Fodd bynnag, dylai unrhyw un sydd mewn sefyllfa lle mae angen iddo ddefnyddio arian a neilltuwyd ar gyfer ei 'henaint' gymryd cam yn ôl a gofyn pam y byddai am ddewis byw bywyd llai cyfforddus er mwyn gadael etifeddiaeth i'w blant neu wyrion.

Un o anawsterau mwyaf cynllunio ariannol ar gyfer y dyfodol yw nad ydyn ni'n gwybod beth fydd hyd y dyfodol hwnnw. 'Does yr un ohonom ni'n gwybod pa mor hir rydyn ni'n debygol o fyw, ac eithrio mewn achosion prin iawn, ac nid oes modd i ni ragweld faint o'n bywyd yn y dyfodol a allai fod yn gyfnod o ddibyniaeth uchel (sy'n golygu cost uchel yn gyffredinol) na faint o'r amser hwn a allai ddod o dan reolaeth eraill, megis aelodau iau o'r teulu neu'r rhai rydyn ni'n rhoi atwrneiaeth (POA) iddyn nhw.

Ym Mhennod 2 gwnaethom ystyried y weithred o roi atwrneiaeth gan edrych yn ofalus ar ddewis pwy y gallech ei benodi'n dwrnai i chi. Er y gallai ymddangos yn gam mawr i rai, i eraill mae'n weithred syml a synhwyrol, 'rhag ofn'.

Mae'n debyg mai'r peth pwysicaf i'w gofio yw nad yw rhoi atwrneiaeth i rywun yn gam na ellir ei ddadwneud. Hyd yn oed ar ôl ei chofrestru, gallwch ei diddymu a gwneud un arall, ar yr amod bod gennych chi'r galluedd i wneud hynny o hyd. Gall gwybod hyn eich gwneud yn fwy tebygol o ystyried cymryd camau i drefnu atwrneiaeth fel y gall eraill eich helpu i reoli eich arian, os oes angen.

Mae'n anoddach cynllunio ar gyfer materion eraill sy'n ymwneud â dyfodol ariannol. Mae pawb fel pe baen nhw'n gwybod bellach fod gofal preswyl mewn 'cartref gofal' yn ddrud iawn. Yn wir, un o'r rhesymau pam mae pobl yn osgoi'r opsiwn hwn cyhyd ag y bo modd yw oherwydd bod ffioedd cartrefi gofal yn llyncu cynilion yn frawychus o gyflym. Mae yna gynlluniau ariannol sy'n gweithredu fel rhyw fath o 'yswiriant'[1] yn erbyn yr angen am gartref gofal. Fel arfer byddwch yn talu cyfandaliad ymlaen llaw a fydd yn talu unrhyw ffioedd a allai godi, a'r gambl yw a fydd y ffioedd y bydd angen eu talu ar gyfer cartref gofal yn fwy na'r cyfandaliad a dalwyd.

Mae llawer o bobl yn poeni y bydd yn rhaid gwerthu eu cartref i ariannu eu lle mewn cartref gofal preswyl. Dyma'r pryder mwyaf cyffredin yn ôl pob tebyg. Mae rhai'n ceisio trefnu 'ymddiriedolaeth' gyfreithiol i sicrhau na fydd yn rhaid gwerthu eu cartref i dalu am ffioedd cartref gofal. Gall hyn fod yn drefniant synhwyrol, ond mae'n bwysig dysgu mwy am y sefyllfa gyfreithiol yn gyntaf. Ar hyn o bryd ni fydd eich cartref yn cael ei ystyried pan fydd cyfraniadau i ffioedd cartrefi gofal yn cael eu cyfrifo os oes aelod o'r teulu sydd dros 60 oed yn byw yno.

Wrth gwrs, mae'n bosibl y byddwch chi'n cymryd y siawns na fydd byth angen gofal preswyl arnoch chi.

Cynllunio ar gyfer cymorth

Fel arfer, cydnabyddir bod cynllunio ariannol ar gyfer y dyfodol yn syniad da, ond yr hyn nad yw llawer o bobl yn ei ystyried yw'r posibilrwydd – hyd yn oed y tebygolrwydd – y bydd arnyn nhw angen cymorth o fath gwahanol yn ddiweddarach yn eu hoes. Meddyliwch am hyn nawr. Y tebygolrwydd yw y bydd angen help a chefnogaeth arnoch ar gyfer gweithgareddau bywyd bob dydd. Efallai y bydd angen help arnoch gyda thrafnidiaeth, siopa, garddio neu waith tŷ.

Mae yna bob math o resymau pam nad ydyn ni'n cynllunio ar gyfer y posibilrwydd hwn. Y rheswm mwyaf cyffredin yw nad oes unrhyw un yn hoffi meddwl y daw yna amser pan fyddan nhw'n fregus neu'n anabl ac y bydd angen cymorth corfforol neu gefnogaeth ar gyfer eu gweithgareddau bywyd bob dydd.

Pan fydd y rhan fwyaf o bobl yn meddwl am eu hymddeoliad, maen nhw'n gweld eu hunain yn rhydd o 'gadwyni' ennill cyflog – yn byw bywyd mwy hamddenol, yn mwynhau'r amser a'r cyfle i ymddiddori mewn hobïau newydd, yn mwynhau gweithgareddau diwylliannol, teithio a gweld mwy o'u teulu ehangach. Mae'r gobeithion hyn o'r dyfodol yn tueddu i gynnwys pethau fel mordeithiau, Prifysgol y Drydedd Oes (U3A), ymweld ag atyniadau lleol, rhoi mwy o amser i hobi fel golff neu gefnogi'r tîm pêl-droed lleol ac efallai gwirfoddoli neu helpu i ofalu am wyrion. Mae pobl yn edrych ymlaen at allu cysgu'n hwyr, gweld mwy o ffilmiau neu sioeau, gofalu am yr ardd, ymweld â'r dafarn leol, neu gael amser i ddechrau hobi newydd.

Ychydig iawn o bobl sy'n treulio amser yn ystyried colli eu trwydded yrru yn sgil anabledd, profi problemau symudedd cynyddol, colli eu golwg neu eu clyw, marwolaeth cymar hirdymor, salwch difrifol, apwyntiadau ysbyty di-ben-draw, anhawster wrth goginio neu siopa neu unrhyw un o'r myrdd o broblemau eraill a all, mewn llawer o achosion, fod yn bla ar ddyddiau pobl hŷn a gwneud y blynyddoedd diweddarach yn ofid cyson.

Pa mor hawdd yw cyfrifo a fydd angen cymorth arnoch i reoli eich bywyd bob dydd mewn pum mlynedd? ... mewn deng mlynedd? ... mewn ugain mlynedd? 'Does neb eisiau meddwl y gwaethaf na meddwl byth a hefyd am bethau anffodus a *allai* ddigwydd, ond gall fod yn ddefnyddiol weithiau ystyried 'beth os' mewn bywyd:

- Beth os bydd rhaid i chi ildio'ch trwydded yrru oherwydd golwg wael neu broblemau iechyd eraill; ydych chi'n gwybod a oes unrhyw wasanaethau bws neu drên, lle mae'r bws yn stopio, pa lwybrau bws y gallech fod am eu defnyddio a pha fathau eraill o drafnidiaeth sydd ar gael i chi? Allech chi gyrraedd eich meddyg neu'r archfarchnad yn hawdd?
- Beth os yw'ch priod neu gymar yn marw'n sydyn; fyddech chi eisiau byw ar eich pen eich hun yn eich cartref presennol? Allech chi ymdopi â hyn? I le fyddech chi'n dewis symud fel arall? Allech chi fforddio symud? Allech chi ymdopi â byw ar eich pen eich hun?

- Beth os byddwch chi (neu'ch cymar) yn sâl neu'n anabl, ydych chi'n gwybod ble mae'r ysbyty a sut i'w gyrraedd? Sut amseroedd aros sydd yna ar gyfer llawdriniaethau? Pryd mae'r oriau ymweld?
- Beth os na fyddai modd i chi na'ch cymar goginio mwyach, sut byddech chi'n ymdopi? Oes unrhyw wasanaethau prydau bwyd cymunedol lleol (Pryd ar Glud)? Sut mae prydau parod yn blasu a ble gallwch chi gael gafael arnyn nhw? Oes lleoedd bwyta da yn lleol?
- Beth os bydd eich symudedd yn broblem, sut byddech chi'n ymdopi â'r siopa? Oes gwasanaeth tacsi lleol? Ydy'ch siopau lleol yn dosbarthu i'r drws? Fydd rhaid i chi wneud archebion ar-lein ac ydych chi'n gwybod sut mae gwneud hynny? Oes rhywun a allai'ch helpu chi?

Symud cartref

Mae symud tŷ yn gam mawr, yn enwedig os ydych chi'n bwriadu gadael tŷ lle rydych chi wedi magu teulu ac wedi byw ers blynyddoedd lawer o bosibl. Hyd yn oed os ydych chi'n gwybod bod cael tŷ llai, haws ei redeg (efallai'n nes at eich plant neu aelodau eraill o'r teulu) yn gwneud synnwyr, gall symud i ffwrdd oddi wrth y bobl rydych chi'n eu hadnabod, y siopau rydych chi'n gyfarwydd â nhw, y clybiau neu'r grwpiau rydych chi wedi dod i arfer â nhw, a'r holl 'rwydweithiau' y gallech fod wedi'u ffurfio dros gyfnod hir fod yn andros o anodd.

Yn ddiddorol, plant mewn oed yn aml sy'n tueddu i annog symud o'r fath. Gall fod yn dipyn o sioc sylweddoli'n sydyn bod y plant rydych chi wedi'u meithrin, eu gwarchod a'u harwain ers blynyddoedd bellach yn ceisio eich amddiffyn a'ch arwain *chi*. Ond fel sy'n digwydd yn aml iawn, y plant yw'r rhai mwyaf tebygol o awgrymu eich bod yn symud i fyw'n agosach atyn nhw.

Beth sy'n gwneud i bobl symud tŷ yn hwyrach mewn bywyd? Mae'n bosibl y bydd yn rhan o'r meddwl a'r cynllunio synhwyrol ac aeddfed sy'n rhan o'ch cynllun ymddeol cyffredinol.

Neu efallai y bydd o ganlyniad i argyfwng iechyd sy'n eich argyhoeddi bod angen tŷ llai, haws ei gynnal, sy'n nes at y rhai a fydd yn gallu cynnig cefnogaeth i chi.

Weithiau bydd o ganlyniad i farwolaeth cymar neu briod sy'n dod ag unigrwydd naturiol i'r amlwg a sylweddoliad yr hoffech fod yn nes at eich teulu sy'n weddill.

Weithiau bydd yna resymau ariannol pam mae symud i dŷ llai yn syniad da.

Beth bynnag fo'r rheswm, gall symud tŷ yn ddiweddarach mewn bywyd fod yn sioc fawr ac yn destun gofid yn eich bywyd. Hyd yn oed os ydych chi'n falch ynglŷn â'r symud, eich bod wedi dymuno symud ers tro, a'ch bod wedi dod o hyd i'r cartref newydd perffaith i symud iddo, gall y newid achosi aflonyddwch ac ansefydlogrwydd.

Rwy'n aml yn cael cysylltiad cyntaf â chleientiaid sydd wedi symud tŷ yn ddiweddar. Yn aml, gall rhai mân broblemau cof neu wybyddol sydd wedi'u profi eisoes ond sydd wedi bod o dan reolaeth (neu wedi cael eu hanwybyddu) mewn senario cyfarwydd ddod i'r amlwg ar ôl symud tŷ a gall diagnosis o ddementia ddilyn. Mae'n annhebygol bod y symud tŷ wedi 'achosi' y dementia – mae dementia yn cymryd blynyddoedd lawer i ddatblygu, fel rydyn ni wedi'i weld yn y penodau blaenorol. Ond gall newid arferion cyfarwydd, yr angen i ddysgu llwybrau newydd i leoedd lleol a'r angen i ffurfio rhwydweithiau newydd (meddygon, deintyddion, siopau, llyfrgelloedd a threfniadau trafnidiaeth gyhoeddus) i gyd waethygu dechreuad dirywiad gwybyddol.

Un o'r problemau cyntaf y mae pobl â dementia yn eu hwynebu yw anhawster dysgu unrhyw beth newydd. I ryw raddau mae hyn yn digwydd i bob un ohonom ni wrth i ni heneiddio – bydd y rhai y mae eu gwybyddiaeth yn gyflawn yn ei chael hi'n fwy anodd dysgu rhwydweithiau newydd, ond gallai fod yn amhosibl i'r rhai â dementia.

Gall ymddangos fy mod i'n awgrymu bod symud tŷ yn beth drwg. Nid wyf yn awgrymu hyn, wrth reswm. Yn aml iawn symud i rywle llai, sy'n haws ei redeg, sy'n agosach at amwynderau ac at eich teulu yw'r penderfyniad gorau y gallwch ei wneud. Yr hyn rydw i wedi'i ddangos, fodd bynnag, yw bod symud tŷ yn hwyr mewn bywyd, neu pan fydd pobl eisoes yn wynebu heriau gwybyddol, yn gallu gwneud i drafferthion gyda'r cof ymddangos yn llawer gwaeth.

Dychmygwch eich bod wedi penderfynu symud cartref ar sail un o nifer o resymau da a synhwyrol. Oes unrhyw beth y gallwch chi ei wneud a fydd yn helpu i leihau'r posibilrwydd y bydd eich gwybyddiaeth yn dioddef? Rwy'n credu bod llawer o bethau y gallwch chi a'r rhai o'ch cwmpas eu gwneud i helpu.

Rydw i wedi egluro mewn mannau eraill[2] sut mae ein hymennydd yn dysgu sgiliau ac arferion newydd a sut mae rhai sgiliau (fel gyrru car) yn cael eu sodro yn yr ymennydd fel y gallwn gyflawni'r camau heb feddwl dwywaith. Yn yr un modd, rydyn ni'n dod i arfer â llwybrau yn ein hardal leol. Os ydyn ni'n cerdded i'r siopau lleol i nôl papur ac os yw hon yn weithred rydyn ni'n ei chyflawni bob dydd, yna nid oes rhaid i ni fynd ati i gynllunio ein llwybr na meddwl am yr hyn fyddwn ni'n ei wneud pan fyddwn yn cyrraedd y siop. Mae'n dra thebyg y byddwn ni'n cerdded i'r siop gyda'n meddwl ar rywbeth arall a phan fyddwn ni'n cyrraedd y siop, y byddwn yn cerdded i mewn, yn codi ein papur 'arferol', ac yn talu amdano heb feddwl rhagor am y peth. Mae'r wybodaeth gynhenid hon am eich milltir sgwâr a'r arferion rydych chi wedi dod i arfer â nhw bellach yn rhan o'ch bywyd.

Felly, fy awgrym cyntaf yw eich bod yn dod i adnabod yr ardal newydd rydych chi'n symud iddi. Os ydych chi'n symud yn nes at eich teulu, mae'n debyg y byddwch wedi aros yn yr ardal newydd o'r blaen ac y byddwch wedi cael cyfle i ddysgu amdani. Dechrau gwych, ond gallwch fynd gam ymhellach. Wrth aros gyda theulu neu ffrindiau, rydyn ni'n tueddu i ddilyn eu harweiniad o ran ble rydyn ni'n mynd a beth rydyn ni'n ei wneud. Ond pan fyddwch yn symud, yr ardal newydd fydd eich cymdogaeth *chi*, felly efallai na fydd y llwybrau y byddwch chi'n eu dilyn a'r siopau y byddwch ch'n mynd iddyn nhw yr un fath â'r rhai y mae'ch teulu neu'ch ffrindiau yn eu defnyddio.

Treuliwch amser yn dod i adnabod yr ardal. Yn hyn o beth, gall technoleg fod yn help mawr. Bellach, nid oes rhaid i chi ymweld ag ardal i weld sut mae'n edrych. Defnyddiwch dechnoleg (fel Google Maps) i gael golwg 'rithwir' o gwmpas yr ardal. Gall fod yn ddiddorol dod i adnabod ardal fel hyn, ac unwaith y byddwch wedi cynefino â'r dechnoleg, fe welwch chi ei fod yn ddefnyddiol iawn. Gallwch 'gerdded' neu 'yrru' ar hyd llwybr, cymryd cip o amgylch corneli, gweld canolfan siopa o'r awyr, gweld pa mor agos yw'r parciau lleol i'ch cartref, i gyd heb adael eich sgrin.

Os nad ydych chi'n rhy hoff o gyfrifiaduron, gallwch

barhau i ddefnyddio mathau eraill o wybodaeth. Mae ffotograffau, ffilmiau, llyfrau a thaflenni ymwelwyr ardderchog ar gael drwy'ch llyfrgell leol fel y gallwch gyfarwyddo â'ch ardal newydd. Wrth gwrs, ymweld â'r ardal eich hun yw'r peth gorau, a bydd ambell benwythnos neu ddiwrnod a dreulir yn archwilio'r ardal newydd, hyd yn oed cyn i chi symud yno, yn talu ar ei ganfed o ran cyfarwyddo â'r ardal.

Peidiwch â chanolbwyntio ar eich teulu yn unig os ydych chi'n bwriadu symud yn agosach atyn nhw. Byddan nhw'n rhan bwysig o'ch bywyd a'ch trefn newydd, ond bydd mwy i'ch bywyd na hynny. Dysgwch am glybiau a sefydliadau lleol a allai fod o ddiddordeb i chi. Os ydych chi'n ymweld â'r ardal, edrychwch i weld a allwch chi ymuno â chyfarfodydd clwb fel ymwelydd. Fel arfer mae gan fyrddau twristiaeth restrau o glybiau a sefydliadau lleol, neu gallwch 'chwilio'r we' i weld beth sy'n digwydd yn yr ardal. Cofiwch am lyfrgelloedd lleol, sy'n aml yn ffynhonnell wych o wybodaeth.

Dysgwch am gymaint o siopau a gwasanaethau lleol â phosibl fel gwasanaethu ceir, atgyweirio offer cartref, siopau trin gwallt, campfeydd a chlybiau ymarfer corff (os yw hyn o ddiddordeb i chi) yn ogystal ag amwynderau lleol fel parciau a gwarchodfeydd natur, canolfannau gwastraff y cartref (y tip), llyfrgelloedd a chanolfannau addysg. Yn naturiol, rhan o'r hwyl o symud i ardal newydd yw archwilio a darganfod ble mae pethau a phenderfynu drosoch eich hun ym mha siopau i wario'ch arian a pha dafarn sydd â'r cinio Sul gorau. Nid wyf yn awgrymu eich bod yn gwneud eich holl benderfyniadau ffordd o fyw cyn i chi symud cartref, ond mae gwybod ychydig mwy am y dewis sydd ar gael yn gwneud bywyd yn fwy diddorol ac yn llai llethol ar y dechrau.

O ran ymarferoldeb a hwylustra'r symud, rwy'n awgrymu eich bod yn derbyn pob cynnig o help neu gynnig i wneud pethau'n haws. Mae'r rhan fwyaf o gwmnïau symud bellach yn cynnig gwasanaeth pacio, felly beth am fanteisio ar hyn pan fyddwch chi'n symud yn ddiweddarach mewn bywyd? Efallai y gallech gynllunio'r symud fel na fyddwch yn symud allan o un tŷ ac i mewn i un arall ar yr un diwrnod. Bydd llawer o gwmnïau'n storio'ch dodrefn am ddiwrnod neu ddau fel y gallwch drefnu i'r tŷ newydd gael ei lanhau cyn i chi symud i mewn, efallai, neu sicrhau bod unrhyw waith atgyweirio neu ailwampio hanfodol yn cael ei wneud. Os ydych chi'n symud yn nes at blant neu deulu arall, efallai y byddan nhw'n gadael i chi aros gyda nhw am gyfnod byr nes bod eich cartref newydd yn barod ar eich cyfer.

Os oes gennych chi unrhyw broblemau gwybyddol, rhowch ddigon o amser i chi'ch hun i ymgyfarwyddo â'r ardal newydd. Cerddwch neu gyrrwch ar hyd unrhyw lwybrau y byddwch chi'n eu defnyddio'n aml gyda ffrind, cymar neu aelod o'r teulu nes eich bod yn teimlo'n hollol hyderus ynglŷn â dod o hyd i'ch ffordd. Cyfeiriwch at fapiau lleol er mwyn dod o hyd i unrhyw lwybrau byr. Meddyliwch ymlaen llaw am lwybrau amgen rhag ofn y bydd gwaith ffordd neu ddargyfeiriadau. Efallai y byddai'n ddefnyddiol gofyn i'ch cymdogion newydd am y llwybrau gorau i'w dilyn.

Mae'n bwysig iawn peidio â chanolbwyntio'n llwyr ar unrhyw deulu neu ffrindiau sydd eisoes yn byw yn yr ardal. Bydd angen i chi greu eich rhwydweithiau eich hun os ydych am deimlo'n gartrefol a bodlon yn eich ardal a pheidio â bod yn faich ar eich teulu a'ch ffrindiau. Os oes gennych chi hobi yn barod neu os ydych chi'n perthyn i sefydliad sydd â rhwydwaith ledled y wlad – er enghraifft, elusennau fel y clybiau Rotary, Merched y Wawr neu bleidiau gwleidyddol – gallwch ofyn am gyflwyniad i'ch cangen neu glwb lleol newydd. Gall hyn fod yn ddefnyddiol, ond mae'n werth cofio y gall hyd yn oed clybiau sydd â'r un nod ddenu pobl wahanol ac efallai y bydd ganddyn nhw naws gwahanol i'r clwb rydych chi wedi arfer ag ef. Ceisiwch gadw meddwl agored a dod i adnabod y bobl leol cyn i chi benderfynu nad yw'r clwb newydd yn gweddu i chi.

Os ydych chi'n mynd ar goll neu'n teimlo'n ddryslyd ar ôl symud tŷ, peidiwch â chynhyrfu a chymryd yn ganiataol eich bod chi wedi 'colli'ch meddwl' go iawn. Bydd pobl hŷn bob amser yn cymryd mwy o amser i gynefino ag unrhyw drefn newydd neu ddysgu llwybrau newydd a dod i adnabod pobl. Cofiwch y gallwch gymryd eich amser. Mae'n debyg nad ydych chi'n gweithio mwyach ac felly nid oes yr un pwysau arnoch i gyrraedd lleoedd ar amser neu i wneud tasgau'n gyflym. Un awgrym yw caniatáu dwywaith yr amser y byddech chi fel arfer yn ei roi i chi'ch hun i gyrraedd rhywle newydd neu i gyflawni unrhyw drefn newydd. Unwaith y byddwch chi'n teimlo dan lai o bwysau, byddwch yn fwy tebygol o ymlacio ac yn ei chael hi'n hawdd cofio beth i'w wneud a ble i fynd.

Yn fyr, mae'n anoddach i bobl hŷn (ac yn enwedig y rhai sydd ag MCI) ddysgu trefn newydd neu gyfarwyddo â lle newydd a phobl newydd. Ond nid yw 'anoddach' yn golygu 'amhosibl'. Neilltuwch fwy o amser i wneud pethau neu gyrraedd lleoedd, ystyriwch yn ofalus sut y byddwch yn mynd ati i drefnu gwibdaith neu wneud apwyntiad, a chofiwch ddisgwyl y bydd angen i chi ailadrodd pethau'n amlach cyn y byddan nhw'n ail natur i chi. Byddwch chi'n iawn yn y pen draw.

Cartrefi gofal preswyl neu nyrsio

Efallai eich bod wedi gwneud i'ch teulu 'addo' na fyddan nhw byth yn eich rhoi mewn cartref gofal preswyl. Pa mor sicr ydych chi y bydd eich teulu'n gallu cadw'r fath addewid?

Nid yw'r rhan fwyaf ohonom ni eisiau ystyried gorfod byw mewn cartref gofal preswyl ar ddiwedd ein hoes, ac eto i lawer, dyma'r realiti. Mae rhesymau da pam mai byw mewn cartref gofal preswyl yw'r opsiwn gorau ar ryw adeg yn ein bywydau, ond y rheswm mwyaf cyffredin yw anabledd o ryw fath – naill ai anabledd corfforol neu wybyddol.

Mae cost gofal preswyl yn gwneud i'r rhan fwyaf o bobl roi cynnig ar bob dewis arall yn gyntaf, ac mae'n debyg bod y syniad bod ein plant eisiau 'ein hanfon ni ymaith' yn anghywir. Mae'n werth treulio ychydig funudau yn ystyried y syniad o ofal preswyl mewn cartref gofal neu nyrsio, er mwyn bod yn sicr o'ch rhesymau dros wrthod y syniad – fel yn wir y mae'r rhan fwyaf o bobl yn ei wrthod. Beth amdano sy'n peri cymaint o ofid i bobl?

- Mae llawer o bobl yn nodi *colli annibyniaeth* fel y rheswm dros wrthod gofal preswyl. Wrth ystyried y syniad hwn, mae'n werth cofio nad carchardai yw cartrefi gofal neu gartrefi nyrsio. Rwy'n cofio cael fy synnu pan ddywedodd cleient i mi nad oedd hi eisiau i'w mam symud i gartref gofal am ei bod hi'n mwynhau ei diwrnodau allan gymaint. Pan ddywedais i y gallai hi barhau i wneud hynny pan fyddai'n byw yn y cartref preswyl, dywedodd y ferch ei bod dan yr argraff nad oeddech chi'n cael gadael unwaith y byddech chi wedi mynd i gartref gofal preswyl. Efallai bod y camsyniad hwn yn deillio o'r ffaith bod gan y rhan fwyaf o gartrefi preswyl fysellbadiau electronig i agor drysau bellach.

Cartref yw cartref gofal preswyl neu nyrsio i fod, ac nid carchar. Mae pob preswylydd (ac eithrio o dan amgylchiadau anarferol) yno o'i wirfodd ac yn rhydd i fynd a dod fel y mynno, fel y byddai yn ei gartref ei hun. Wedi dweud hynny, dim ond yng nghwmni ffrind neu berthynas y bydd y rhan fwyaf o breswylwyr yn gadael y cartref, ond mae hyn fel arfer oherwydd eu bod yn fregus, yn anabl neu'n ddryslyd, a bod arnynt angen rhywun i'w helpu.

O ran mathau eraill o annibyniaeth, os ydych chi'n gallu ymolchi, gwisgo a rhoi sylw i'ch gofal personol eich hun, bydd y staff yn falch iawn o'ch gadael i wneud hyn. Y gwir yw bod y rhan fwyaf o bobl yn dewis gofal preswyl oherwydd na allan nhw reoli'r pethau hyn eu hunain a bod gwir angen help arnyn nhw.

- Gwrthwynebiad arall sy'n cael ei godi'n aml yw'r syniad o *orfod byw bywyd cymunedol*. Mae llawer o bobl yn gwrthwynebu byw mor agos at gymaint o bobl eraill. Mae'n wir bod prydau bwyd mewn cartref preswyl yn cael eu gweini ar adegau penodol ac yn gyffredinol bydd gweithgareddau sy'n cael eu trefnu yn digwydd ar ddiwrnodau penodol. Serch hynny, 'does neb yn cael ei orfodi i gymryd rhan mewn gweithgareddau, a bellach mae cartrefi da bob amser yn cynnig amseroedd bwyd amrywiol, er enghraifft, byrbrydau wedi'u gweini yn eich ystafell. Mae preswylwyr yn cael eu hannog i gymysgu ag eraill, ond nid yw hynny'n orfodol.

Ar ôl pwyso a mesur yn ofalus, efallai y byddwch chi'n dal i fod yn bendant nad ydych chi byth eisiau gofal mewn cartref preswyl neu nyrsio. Fel arall, efallai eich bod wedi dod i'r casgliad mai'r math yma o ofal yw'r opsiwn gorau o dan rai amgylchiadau. Pa gasgliad bynnag y dewch chi iddo, mae yna bosibilrwydd y bydd angen i chi fyw mewn cartref preswyl neu nyrsio ar ryw adeg yn eich bywyd (am gyfnod byr efallai, er enghraifft, wrth gryfhau ar ôl arhosiad yn yr ysbyty), ni waeth a ydych chi'n hoffi'r syniad ai peidio.

Os yw hyn yn bosibilrwydd cryf, mae'n syniad da meddwl ymlaen llaw am y canlynol:

- Pa fath o gartref fyddai'n well gennych chi?
- Pa agweddau ar eich bywyd a'ch rwtîn sy'n bwysig i chi?
- Gwnewch benderfyniadau am y ddau faen prawf hyn.
- Ysgrifennwch eich dymuniadau fel y bydd modd i'ch gofalwyr a'ch teulu wybod eich dymuniadau os na allwch chi ddweud wrthyn nhw.

Pa fath o gartref fyddai'n well gennych chi?

Gall cartrefi gofal preswyl fod yn rhai bach a 'theuluol', neu'n rhai mawr a threfnus dros ben. Mae rhai'n fodern ac wedi'u hadeiladu'n bwrpasol; eraill mewn tai neu adeiladau sydd wedi'u haddasu. Yn gyffredinol, mae gan adeiladau hŷn fwy o 'gymeriad' ac yn ymddangos yn fwy diddorol, ond mae cartrefi pwrpasol fel arfer yn haws symud o'u cwmpas, ac mae'r cynllun wedi'i ystyried yn ofalus.

Gall cartrefi fod â gerddi mawr neu lai o le y tu allan. Mae gan y rhan fwyaf ryw fath o ardal y tu allan, ond os ydych chi'n hoff o erddi, efallai y byddwch am ddewis cartref sydd â thir agored dymunol. Mae gan rai cartrefi raglen fawr o deithiau a gweithgareddau; mae eraill yn canolbwyntio mwy ar y gymuned fewnol. Mae rhai pobl wrth eu bodd yn mynd ar deithiau a chymryd rhan mewn digwyddiadau di-ri; ac eraill yn teimlo'n fwy diogel mewn lle tawelach a mwy cartrefol sy'n canolbwyntio ar y cysur mewnol.

Mae gan rai cartrefi ardaloedd cymunedol mawr; bydd eraill wedi'u hadeiladu o amgylch 'unedau' bach o chwech i wyth o breswylwyr, er mwyn creu awyrgylch 'teuluol'. Mae rhai cartrefi mewn ardaloedd eithaf anghysbell lle mae'n heddychlon ac yn dawel; mae eraill yn cael eu hadeiladu mewn ardaloedd lle gall preswylwyr wylio'r gymuned brysur yn mynd a dod bob dydd.

Yn aml, nid yw'r penderfyniad i ddewis gofal preswyl neu nyrsio yn cael ei wneud gan y person mae angen gofal arno, ond gan ei ofalwyr a'i deulu. Ydych chi'n siŵr bod eich teulu'n gwybod beth sy'n bwysig i chi? Er enghraifft:

- Ydych chi'n hoffi brecwast llawn, neu ai grawnfwyd a thost sy'n well gennych, neu ddim brecwast o gwbl?
- Ydych chi'n hoffi cael cyfnodau tawel heb gerddoriaeth yn y cefndir neu deledu?
- Ydych chi'n hoffi gallu camu allan am awyr iach pryd bynnag y byddwch chi'n dewis?
- Ydych chi'n hoffi diod cyn swper neu ar ôl swper?
- Ydych chi'n casáu bod ar eich pen eich hun heb gwmni?

- Ydych chi'n casáu bod mewn ystafell orlawn gyda'r teledu ymlaen drwy'r amser?
- Ydych chi'n hoffi aros ar ddi-hun yn hwyr neu godi'n gynnar?

Efallai nad dyma'r pethau yn eich bywyd neu'ch trefn arferol sy'n bwysig i *chi*, ond mae'r rhestr hon yn rhoi syniad i chi o'r pethau i'w hystyried os ydych chi'n meddwl am ofal preswyl. Gan fod cyn lleied o bobl yn ystyried y posibilrwydd o fod angen gofal preswyl yn y dyfodol, y gwir amdani yw mai ychydig iawn o bobl sy'n byw yn y math o gartref gofal preswyl yr hoffen nhw fyw ynddo.

Trwy feddwl am hyn ymlaen llaw ac esbonio eich dymuniadau yn glir wrth eich teulu, rydych chi'n cynyddu'r posibilrwydd, os 'daw hi i'r pen', y bydd y cartref yn un y gallwch ei hoffi a'i dderbyn.

Derbyn help

'Does neb eisiau teimlo eu bod nhw'n 'faich' ar eraill. Byddai pob un ohonom ni'n hoffi rheoli ein bywydau ein hunain yn ddiffwdan ac mae llawer o bobl yn casáu gofyn am help. Pam felly?

Un o'r rhesymau pam nad yw pobl yn gofyn am help yw am nad ydyn nhw eisiau teimlo mewn dyled i bobl eraill. Wrth i ni heneiddio, mae yna duedd i ni deimlo bod aelodau iau o'r teulu neu'r gymuned o'n cwmpas yn ymdopi'n well na ni, ac nid ydym am deimlo'n ddyledus i bobl brysur.

Serch hynny, yn aml iawn, oherwydd eich bod yn hŷn ac efallai'n llai symudol, efallai y byddwch chi mewn sefyllfa i wneud cymwynas yn ddigon hawdd. Gall cymydog iau fod yn ddigon hapus i'ch helpu trwy gasglu ychydig o siopa gyda chithau wedyn yno i dderbyn parseli ar ei ran pan nad yw gartref. Neu efallai y gallech fynd â chi eich cymydog am dro tra'i fod yn y gwaith ac y gallai yntau wedyn dorri'ch porfa o dro i dro. Os ydych chi'n nain neu'n daid, gallwch yn aml gynnig help llaw drwy warchod y plant a pheidio â theimlo'ch bod yn gofyn gormod os oes angen i chi ofyn i'ch plant eich hebrwng i apwyntiadau.

Yn aml mae fy nghleientiaid hŷn yn dweud wrtha' i nad ydyn nhw am boeni eu plant sy'n oedolion na gofyn am help oherwydd bod eu plant 'mor brysur'. Ar y llaw arall, pan fydd argyfwng yn codi, bydd y plant sy'n oedolion yn dweud wrtha' i, 'Pam na wnaeth mam ofyn i fi am help? Fe fyddwn i wedi bod yn hapus i fod yno yn hytrach na chael hyn [yr argyfwng] yn digwydd.' Os oes gennych chi rieni oedrannus, peidiwch â chymryd yn ganiataol eu bod nhw'n 'ymdopi' os nad ydyn nhw'n gofyn am help. Cadwch lygad pan fyddwch yn ymweld, gan fynd ati'n gynnil i gynnig help.

Mae tipyn i gnoi cil yn ei gylch yma.

Mae'n werth cofio hefyd fod pobl yn aml wrth eu bodd yn helpu eraill. Yr anhawster mwyaf i'r rhai sy'n barod i helpu yw gwybod beth sydd ei angen. Pan oedd fy ngŵr yn sâl, roedd fy nghymydog drws nesaf wrth ei bodd pan ofynnais iddi nôl ychydig o siopa i mi. 'Dwi wedi bod eisiau cynnig eich helpu,' meddai, 'ond doeddwn i ddim yn gwybod beth fyddech chi ei angen a doeddwn i ddim am sathru ar draed neb jyst yn troi i fyny.' Fues i fawr o dro yn tawelu ei meddwl.

Dywedodd cleient oedrannus arall wrtha' i y byddai hi wir yn hoffi pe bai ei chymydog sâl yn y fflat i fyny'r grisiau yn gofyn iddi nôl neges. 'Dwi ddim yn hoffi curo ar y drws rhag ofn ei bod hi'n cysgu. Dwi'n gwybod nad yw hi'n hwylus a byddai'n gas gen i ei deffro hi.' Yn y pen draw, cytunodd â'r cymydog y gallai ofyn am unrhyw help drwy roi nodyn drwy'r twll llythyrau.

Os oes angen help arnoch, mae'n werth meddwl yn ofalus lle y gallwch gael yr help hwnnw. Mae hefyd yn bwysig bod yn ddi-lol a gofyn am yn union beth mae arnoch ei eisiau. Er enghraifft, mae 'Allech chi gasglu presgripsiwn i mi ar eich ffordd adref o'r gwaith plîs?' yn well o lawer na, 'Meddwl o'n i, tybed oes gennych chi eiliad i'w sbario?'

Yn yr un modd, os hoffech chi helpu ffrind neu gymydog, byddwch yn glir am yr hyn y gallwch ac na allwch ei wneud. Mae 'Fyddech chi'n hoffi i fi eistedd gyda Gwyn tra byddwch yn mynd i'ch apwyntiad doctor?' neu 'Fyddech chi'n hoffi i fi dorri'ch lawnt gan fod y peiriant allan gen i?' yn well na rhywbeth amwys fel, 'D'wedwch wrtha' i a oes rhywbeth y galla i ei wneud.'

Os ydych chi'n gyndyn i ofyn i eraill am 'gymwynas' ac y gallwch ei fforddio, yna gallwch gael pob math o help os ydych chi'n barod i dalu.

Mae nifer o sefydliadau gwirfoddol yn cynnig gyrru pobl sydd heb gludiant i apwyntiadau, ac mae'r rhain fel arfer yn gofyn am rodd i dalu costau petrol yn unig. Mae rhai awdurdodau lleol yn cynnig gwasanaeth bws o ddrws i ddrws y gellir ei archebu ymlaen llaw. Fel arfer, gall gwasanaethau tacsi helpu pobl sydd â symudedd cyfyngedig, a bydd gan lawer ohonyn nhw lifft a mynediad i gadeiriau olwyn. Mae yna hefyd fusnesau arbenigol sy'n cynnig gwasanaethau gyrwyr a chwmnïaeth mewn sawl ardal.

Mae'r rhan fwyaf o feddygfeydd a fferyllfeydd bellach

yn cynnig gwasanaeth casglu presgripsiwn a danfon meddyginiaeth i'r cartref. Mae yna lawer o wasanaethau glanhau a garddio preifat, felly gallwch ddewis cael help ar gyfer y tasgau na allwch eu gwneud nhw bellach a pharhau i ofalu am y tasgau bob dydd a'r gwaith glanhau neu arddio ysgafn y gallwch chi ymdopi ag ef.

Mae'r rhan fwyaf o bobl yn meddwl am asiantaethau gofal fel gwasanaeth sy'n helpu rhywun i ymolchi a gwisgo pan na fydd yr unigolyn yn gallu ymdopi â'r tasgau bob dydd hyn ar ei ben ei hun mwyach. Yn wir, mae asiantaethau gofal yn cynnig y math yma o gymorth, ond nid yw pawb efallai yn gwybod eu bod nhw hefyd yn helpu i baratoi prydau, gwneud gwaith tŷ ysgafn a hyd yn oed yn darparu cwmnïaeth.

Gall derbyn ychydig bach o help llaw pan fydd ei angen arnoch sicrhau nad oes angen i chi wneud y penderfyniadau newid byd – fel symud cartref, mynd i ofal preswyl – yn rhy fuan neu hyd yn oed o gwbl. Mae'n werth cofio hyn pan fyddwch yn gwrthod cymorth neu'n mynnu eich bod chi'n 'gallu dod i ben'.

Mae manylion llawer o'r gwasanaethau hyn ym Mhennod 10.

Pwyntiau allweddol

- Wrth gynllunio ar gyfer y dyfodol, cofiwch y bydd angen i chi feddwl efallai am anableddau a bregusrwydd yn ogystal ag ymlacio ac ymddeol.
- Cofiwch y dylai'r arian rydych chi wedi'i gynilo ar gyfer eich 'henaint' gael ei ddefnyddio i'ch helpu i fod yn annibynnol.

- Mae symud cartref yn gam mawr ac efallai nad dyna'r opsiwn gorau bob amser.
- Os ydych chi'n symud cartref yn hwyrach mewn bywyd, mae'n werth mynd i'r drafferth i ymgyfarwyddo â'ch ardal a'ch rhwydweithiau newydd.
- Mae yna sawl math o gymorth ar gael, a gall derbyn help pan fydd ei angen arnon ni osgoi argyfwng rhag datblygu.
- Gall ffrindiau a chymdogion roi cymorth am ddim yn ogystal â'r teulu.
- Gallwch hefyd gyflogi a thalu am help a chymorth.
- Efallai y bydd gofal preswyl yn anochel ar ryw adeg, felly mae'n ddefnyddiol ystyried eich hoff bethau a'ch cas bethau.

Ôl-nodiadau

1 Gweler www.payingforcare.org

2 Jordan, M. (2014) *The Essential Carer's Guide to Dementia*. London: Hammersmith Health Books.

Pennod 8

A oes modd atal dementia ar ôl 'diagnosis' o MCI?

Bydd y rhan fwyaf o feddygon yn dweud nad oes y fath beth â 'diagnosis' o amhariad gwybyddol ysgafn (MCI) oherwydd nad yw'n glefyd ynddo'i hun. Mae'n derm sy'n cael ei ddefnyddio i ddisgrifio sefyllfa lle mae rhywun yn ymwybodol (neu'r rhai o'i gwmpas yn ymwybodol) o'r cof a gwybyddiaeth yn pallu – galluoedd yn arafu, ddim o gwmpas ei bethau, ac yn cael mwy o anhawster na chynt yn ymdopi â bywyd bob dydd. Ystyrir bod MCI yn cynnwys problemau gyda'r cof, datrys problemau, iaith a chrebwyll, ond nid i'r graddau bod hyn yn atal pobl rhag gallu gweithredu yn y ffordd arferol. Fel rheol gyffredinol, gall person yn y sefyllfa hon barhau i reoli ei weithgareddau bywyd bob dydd (ADLs), ac ni fydd yn cael sgôr isel iawn os yw'n sefyll 'prawf cof'.

Fel yr eglurwyd ym Mhennod 1, nid yw'n anochel y bydd MCI yn troi'n ddementia. Mae ffigurau ar gyfer y 'gyfradd trosi' i ddementia yn amrywio, yn dibynnu ar yr astudiaeth dan sylw.[1]

Mae rhai'n credu bod tua hanner y rhai sydd ag MCI yn datblygu dementia o fewn tair i bum mlynedd. Nid yw eraill yn datblygu dementia, ond nid yw eu gwybyddiaeth yn gwella cyn diwedd eu hoes. Mae rhai eraill yn cael diagnosis a thriniaeth ar gyfer cyflyrau eraill sydd, o'u trin, yn gwella'r MCI. Mae'n ymddangos bod rhai pobl yn gwella 'ar hap' a heb fynd ymlaen i ddatblygu dementia.

Mae'n bosibl bod gwybyddiaeth pobl wedi gwella am eu bod nhw'n talu sylw i elfennau o'u ffordd o fyw sy'n effeithio ar iechyd eu hymennydd. Mae'n faes o ddiddordeb sy'n denu llawer o sylw yn y cyfryngau yn ogystal â sylw gweithwyr iechyd proffesiynol ar hyn o bryd. Ychydig iawn o ymchwil achrededig sydd gennym o hyd sy'n dangos ei bod yn bosibl gwella gwybyddiaeth trwy roi sylw i'n ffordd o fyw a gwneud newidiadau iddi, ond bydd gwybodaeth am y posibilrwydd hwn yn cael ei drafod yn y bennod hon.

Beth sy'n digwydd i'r ymennydd gyda dementia?

Dementia yw'r enw sy'n cael ei roi ar gasgliad o symptomau – yn bennaf, bylchau yn y cof, amhariad ar weithrediad deallusol ac anhawster wrth gyflawni tasgau bywyd bob dydd – sy'n cael eu hachosi gan unrhyw un o fwy na 200 o glefydau. Er enghraifft, clefyd Alzheimer. Mae pobl yn aml yn meddwl mai dim ond enw arall am ddementia yw Alzheimer. Ond mewn gwirionedd, dim ond un o'r clefydau sy'n achosi symptomau dementia ydyw.

Er bod llawer iawn o ymchwil wedi'i chynnal, ac er bod damcaniaethau di-ri wedi'u cyflwyno, y gwir amdani yw nad oes neb yn gwybod beth sy'n achosi dementia. Y gred ar hyn o bryd yw ei fod yn gallu cael ei achosi gan sawl ffactor, rhai yn enynnol, rhai yn ymwneud â ffordd o fyw, a rhai efallai'n ymwneud â llid neu drawma, yn gorfforol neu'n feddyliol.

Rydyn ni'n gwybod bod celloedd yr ymennydd yn colli eu gallu i gyfathrebu â'i gilydd yn ystod dementia a phan fydd hyn yn digwydd, maen nhw'n marw. Wrth i fwy o gelloedd yr ymennydd farw, mae'r celloedd yn cael mwy o drafferth cyfathrebu, gan achosi effaith 'raeadru' wrth i fwy a mwy o gelloedd yr ymennydd farw. Wrth i hyn ddigwydd, mae rhai mathau o brotein yn cronni yn yr ymennydd. Mae'r rhain yn ffurfio clystyrau ('placiau' yw'r enw arnyn nhw) a chlymau. Mae gwahanol glefydau (mathau o ddementia) yn cynnwys gwahanol fathau o brotein ac mae'r rhain yn troi'n wenwynig, gan achosi mwy o niwed i'r celloedd sy'n weddill yn yr ymennydd. Wrth i gelloedd yr ymennydd gael eu niweidio neu eu lladd, nid yw'r ymennydd yn gallu adfer ac ailadeiladu atgofion cystal, ac mae pobl sydd â dementia yn colli'n gynyddol y gallu i gyflawni gwahanol weithredoedd, i feddwl a chynllunio ymlaen llaw a datrys problemau. Yn y pen draw, wrth i'r clefyd ddatblygu, mae hyd yn oed gweithredoedd syml fel bwyta ac yfed yn achosi problemau, ac nid yw pobl sydd â dementia yn gallu byw'n annibynnol mwyach.

Pryd mae dementia'n dechrau? Yn ystod canol oed?

Rydyn ni'n gwybod bod pobl yn fwy tebygol o ddatblygu dementia wrth iddyn nhw heneiddio (er y gall pobl eithaf ifanc ddatblygu dementia weithiau, felly nid oedran yw'r unig ffactor perthnasol), ac rydyn ni hefyd yn gwybod nad yw symptomau dementia yn dod i'r amlwg nes bod niwed sylweddol wedi'i wneud i'r ymennydd. Fel y gwnes i esbonio ym Mhennod 1, rydw i'n aml yn dweud bod yr hyn sy'n digwydd yn debyg i'r profiad o yrru o amgylch tref. Os yw ffordd ar gau (efallai oherwydd gwaith ffordd), bydd traffig yn cael ei ddargyfeirio i lwybr gwahanol. Os ydych chi'n dilyn y llwybr hwn a'i fod yn brysur, er enghraifft, oherwydd damwain, efallai y byddwch chi'n troi oddi ar y llwybr ac yn dilyn ffordd gefn, ac os ydych chi'n adnabod yr ardal, byddwch yn dod o hyd i'r ffordd i'ch cyrchfan trwy gymryd cyfres o ddargyfeiriadau nad ydyn nhw'n llwybr uniongyrchol, ond sydd yn eich tywys i'r lle cywir yr un fath. Pan fydd rhannau o'r ymennydd yn cael eu niweidio, efallai y bydd angen i'r broses meddwl, cynllunio a gweithredu gymryd llwybr hwy na'r ffordd uniongyrchol, ac mae'r ymennydd yn dda iawn am ddefnyddio gwyriadau o'r fath i gyrraedd y lle iawn. Gan amlaf, nid ydym yn ymwybodol o'r broses 'ddargyfeirio' hon. Fodd bynnag, mae yna ben draw i hyn. Rydw i bob amser yn egluro bod symptomau dementia yn ymddangos pan fydd yr ymennydd wedi rhedeg allan o 'lwybrau amgen'. Nid yw'r ymennydd yn gallu dod o hyd i'w ffordd mwyach, hyd yn oed wrth ddefnyddio dargyfeiriadau.

Mae rhai meddygon bellach yn credu y gall gymryd hyd at 20 mlynedd i'r ymennydd gael ei niweidio cymaint nes bod symptomau dementia yn dechrau dangos. Os yw hyn yn wir, mae'n debyg bod dementia yn dechrau yng nghanol oed, ac mai'r amser i feddwl am osgoi dementia yw pan fyddwch chi'n 40 oed, nid pan fyddwch chi'n 60 neu'n 70 oed.

Pam mae dementia yn gynyddol a heb fodd i'w wella?

Pan fyddwn ni'n dweud bod clefyd yn 'gynyddol', beth rydyn ni'n ei feddwl? Fe wnaeth cleient i mi awgrymu'n ddiweddar y byddai'n well galw dementia yn glefyd 'atchweliadol' (*regressive*) oherwydd bod pobl sydd â dementia fel petaen nhw'n atchwelyd – maen nhw'n mynd yn llai ac yn llai abl i gyflawni gweithgareddau bob dydd. Os oes gennych chi ddiagnosis o ddementia, rydyn ni'n gwybod i sicrwydd bron iawn y bydd eich symptomau'n gwaethygu dros amser – bydd y symptomau'n 'cynyddu'.

Ar hyn o bryd, nid oes gan feddygaeth gonfensiynol driniaeth sy'n gwella symptomau dementia yn llwyr na chyffur a fydd yn atal ei gynnydd. Nid oes gan bobl sydd ag MCI ddiagnosis o ddementia, ac felly mae rhai sy'n credu, os oes gennych chi MCI, fod gennych 'ffenest' i gymryd camau i atal symptomau dementia rhag datblygu.

Syniadau meddygaeth gonfensiynol

Mae ymarferwyr meddygaeth gonfensiynol (hynny yw, eich meddyg, meddyg ymgynghorol neu seiciatrydd ymgynghorol) yn aml yn cael eu holi gan gleifion sydd wedi cael gwybod bod ganddyn nhw MCI, beth gellir ei wneud am y peth ac yn bwysicach, efallai, beth y gellir ei wneud i atal MCI rhag datblygu i fod yn ddementia? Yn wir, pan fydda i wedi bod yn bresennol yn y clinig diagnostig, rydw i wedi gwrando ar feddygon amrywiol yn ei chael hi'n anodd dod o hyd i'r cyngor cywir i'w roi yn yr achosion hyn. Maen nhw eisiau bod o gymorth ac yn garedig, ond y gwir yw bod y dull confensiynol yn awgrymu nad oes llawer y gellir ei wneud. Mae hyn oherwydd nad ydyn ni'n gwybod beth yw gwir achos dementia.

Yn amlach na pheidio, bydd y meddyg yn rhoi cyngor cyffredinol am fwyta deiet da a gwneud ymarfer corff ynghyd ag awgrymiadau bod 'yr hyn sy'n dda i'r galon yn dda i'r ymennydd' wrth gyfeirio at ffordd o fyw. Bydd y rhan fwyaf hefyd yn dweud wrth gleifion am beidio â phoeni, y dylen nhw fynd adref a mwynhau bywyd a 'chario ymlaen fel rydych chi'n ei wneud nawr'. Rydw i wedi clywed y cyngor hwn yn cael ei roi droeon. Weithiau mae hyn wedi calonogi cleifion ond weithiau maen nhw wedi gofyn i mi maes o law oes yna wir ddim byd y gallan nhw ei wneud i leihau'r siawns o ddatblygu dementia.

Gyda'r ewyllys gorau yn y byd, y mwyaf y gall meddygon meddygaeth gonfensiynol ei wneud yw rhoi'r math yma o sicrwydd ac awgrymu bod y rhai sy'n poeni yn dychwelyd mewn ychydig fisoedd neu'n gynt os byddan nhw'n sylwi ar unrhyw symptomau pellach sy'n eu poeni.

Mae meddygaeth gonfensiynol yn aml yn rhoi pwyslais mawr ar ddiagnosis cynnar, ac os ydych chi'n darllen gwaith ymchwil cyfredol, mae hwnnw hefyd yn rhoi pwyslais mawr ar ddiagnosis cynnar.[2] Fodd bynnag, dementia yw un o'r clefydau lle nad yw diagnosis cynnar yn gwneud fawr o wahaniaeth i'r canlyniad. Y peth mwyaf all ddigwydd yw bod pobl sydd â diagnosis wedyn yn gallu cael cymorth gwerthfawr a chyngor ar wneud cynlluniau ar gyfer y dyfodol, pan fydd y symptomau'n gwaethygu.

Fel rhywun sydd wedi arfer darparu cymorth i bobl â dementia a'u teuluoedd, mae'n rhaid i mi ddweud bod cymorth yn ddefnyddiol iawn, ac mae atgyfeirio rhywun at gynghorydd dementia neu weithiwr cymorth dementia (y cyfeirir atyn nhw fel 'cefnogwyr dementia' o hyn ymlaen) yn un o'r pethau cadarnhaol y gall meddyg ei wneud i helpu. Fodd bynnag, mae yna ddau beth sy'n gwneud y strategaeth hon yn llai llwyddiannus.

Y cyntaf yw, os yw pobl yn cael eu hatgyfeirio'n fuan ar ôl cael diagnosis a bod y dementia yn dal i fod yn ei gamau cynnar, mae'r claf yn aml yn gwrthod cynigion o gymorth. Mae hyn yn digwydd am nad yw'r symptomau'n rhy anodd i'w rheoli ac er eu bod wedi cael gwybod bod y clefyd yn un cynyddol, nid oes gan lawer o bobl syniad y bydd yr hyn y maen nhw'n ymdopi ag ef yn ddigon rhwydd nawr yn troi'n anodd i ymdopi ag ef nes ymlaen. Rwy'n gwybod bod hyn yn digwydd oherwydd y nifer fawr o gleientiaid sydd wedi gwrthod cymorth i ddechrau ond sy'n cysylltu â mi eto ar ôl misoedd lawer neu hyd yn oed flynyddoedd lawer.

Yr ail ffactor di-fudd i'r rhai sydd ag MCI yw bod cefnogwyr dementia wedi eu hyfforddi a'u cyflogi'n benodol i helpu pobl â dementia. Os oes gennych chi MCI, nid ydych yn cael eich ystyried yn rhywun sydd â dementia, ac ni chewch fanteisio ar gymorth y cefnogwyr dementia.

Dyma un o'm prif resymau dros ysgrifennu'r llyfr hwn.

Dewisiadau amgen

Felly beth gallech chi ei wneud os ydych chi am fod yn rhagweithiol yn hytrach na dilyn yr awgrym y gallech ei gael gan eich meddyg i 'fynd adref a mwynhau bywyd'?

Mynd i'r afael â phroblemau iechyd

Gallwch o leiaf wneud eich gorau i fynd i'r afael ag unrhyw broblemau iechyd rydyn ni'n gwybod sy'n gysylltiedig â risg uwch o ddementia. Yn hyn o beth, byddwn yn awgrymu eich bod yn rhoi sylw arbennig i'r canlynol:

- *Diabetes math 2 (a elwir hefyd yn ddiabetes 'sy'n cychwyn mewn oedolion')*: rydyn ni'n gwybod bod diabetes yn ffactor risg ar gyfer dementia. Gan fod modd trin diabetes bellach, mae llawer o bobl yn trin diagnosis o ddiabetes fel mân anghyfleustra. Ond mae diabetes yn gyflwr difrifol: gall arwain at broblemau gyda chylchrediad y gwaed a all effeithio ar y llygaid, y galon a rhannau perifferol y corff fel y bysedd a'r bodiau. Rydyn ni'n gwybod bod pobl ag MCI sydd hefyd â diabetes deirgwaith yn fwy tebygol o ddatblygu dementia na'r rhai sydd ag MCI yn unig.[3]

  Mae digon o dystiolaeth bellach y gall newidiadau ffordd o fyw reoli a hyd yn oed gael gwared ar ddiabetes math 2.[4] Felly, os cewch chi ddiagnosis o ddiabetes math 2, mae'n hanfodol eich bod chi'n cymryd rheolaeth ar y sefyllfa drwy wneud newidiadau i'ch deiet a'ch ffordd o fyw a *pheidio â* chymryd yn ganiataol y bydd meddyginiaeth a'ch cynghorydd iechyd yn delio â'r sefyllfa. Dyma un enghraifft lle mae'r ateb (a datblygiad posibl dementia) o fewn eich rheolaeth.
- *Colli clyw:* mae cysylltiad hysbys rhwng colli clyw a dementia. Mae astudiaethau'n awgrymu bod amhariad ar y clyw yn gysylltiedig â chynnydd o 30-40 y cant yng nghyflymder dirywiad gwybyddol.[5] Gallwch ddarllen mwy am hyn ym Mhennod 3. Er nad yw'r rhesymau dros y cysylltiad rhwng colli clyw a dementia yn gwbl glir o hyd, mae'n ddoeth cymryd rhagofalon synhwyrol. Fel y soniwyd ym Mhennod 3, y dybiaeth yw bod yr ymdrech y mae pobl trwm eu clyw yn ei gwneud i glywed yn tynnu adnoddau i ffwrdd

o weithrediadau gwybyddol eraill. Felly, os ydych chi ychydig yn drwm eich clyw, peidiwch â straenio i glywed os gallwch chi wella'r sefyllfa trwy symud i le tawelach, troi'r sain i fyny, diffodd sain cefndir sy'n amharu ar eich gallu i glywed neu ddefnyddio synhwyrau eraill (golwg, teimlo) i helpu i ddeall yr hyn sy'n cael ei ddweud. Cadwch draw oddi wrth fannau swnllyd. Os ydych chi wedi cael gwybod bod angen cymorth clyw arnoch, buddsoddwch yn y gorau y gallwch ei fforddio. Yna ewch i'r drafferth i ddod i arfer ag ef fel ei fod yn troi'n 'gymorth' go iawn ac nid yn rhwystr. Mae dyfalbarhad yn bwysig iawn yn hyn o beth ac mae mwy yn y fantol na dim ond cael eich ynysu oddi wrth gymdeithas. Dylech hefyd ddefnyddio dolenni clyw, darllen gwefusau neu isdeitlau. Nid yw esgus nad oes angen help arnoch i glywed yn ddewr; mae'n ffôl ac yn eich gwneud yn fwy agored i'r risg o ddementia.

- *Clefyd y galon a strôc:* mae un math o ddementia, o'r enw 'dementia fasgwlaidd', sef y math mwyaf cyffredin o ddementia ar ôl clefyd Alzheimer, yn datblygu pan fydd problemau gyda chylchrediad y gwaed yn golygu nad oes digon o waed ac ocsigen yn cyrraedd rhannau o'r ymennydd. Rydyn ni'n gwybod bod hyn yn gysylltiedig â rhai mathau o glefyd y galon[6] a strôc, hyd yn oed strociau bychain (sy'n cael eu galw'n byliau ischaemig byrhoedlog neu TIA). Os ydych chi wedi cael diagnosis o glefyd y galon o unrhyw fath, yna peidiwch â'i ddiystyru. Dilynwch gyngor eich meddyg. Os nad oes gennych chi hanes o glefyd y galon, dilynwch ffordd o fyw synhwyrol er mwyn osgoi clefyd y galon os yw'n bosibl. Os ydych chi wedi cael strôc o'r blaen, cofiwch fod adferiad yn bosibl a gall barhau am fisoedd a hyd yn oed blynyddoedd ar ôl y strôc gychwynnol.

- *Cwympo:* gofalwch am eich golwg a dilynwch raglen ymarfer corff synhwyrol i gynnal eich cryfder a'ch cydbwysedd. Gall cwympo fod yn un o brif achosion bregusrwydd cynyddol wrth i ni heneiddio. Mewn rhai ardaloedd, mae dosbarthiadau arbennig ar gael i helpu i wella cydbwysedd a ffitrwydd ymhlith yr henoed. Manteisiwch arnyn nhw os ydyn nhw ar gael.

Ceisiwch leihau straen yn eich bywyd

Mae rhywfaint o straen yn dda i ni. Ni ddylech chi deimlo bod rhaid i chi gael gwared ar bob ffynhonnell straen o'ch bywyd – byddai hyn yn gwneud bywyd yn ddiflas ar y naw. Rydyn ni'n gwybod y gall straen gyfrannu at iechyd gwael os yw'n cael ei achosi gan sefyllfaoedd nad oes gennym ni reolaeth drostyn nhw. Felly, os ydych chi'n teimlo dan straen am rywbeth na allwch chi wneud dim yn ei gylch, beth am ystyried defnyddio therapi fel myfyrdod, ioga neu ymwybyddiaeth ofalgar i newid y ffordd rydych chi'n edrych ar eich bywyd a'ch helpu i ymdopi.

Os yw eich straen yn cael ei achosi gan weithredoedd rhywun arall fel aelod o'r teulu ac na allwch ddylanwadu ar achos y straen (trwy siarad â'r unigolyn neu weithredu mewn rhyw fodd), ystyriwch gwnsela i'ch helpu i ddelio â'r ffordd y mae gweithredoedd yr unigolyn yn effeithio arnoch chi. Gall fod yn anodd iawn rhoi'r gorau i boeni am blant neu anwyliaid eraill, ond meddyliwch a yw eich gofid a'r straen y mae'n ei achosi i chi yn gwneud unrhyw beth i helpu'r sefyllfa go iawn.

Dulliau holistaidd

Nid gair arall am 'amgen' yw 'holistaidd'; yn syml mae'n golygu'r 'corff cyfan'; hynny yw, dull holistaidd o ymdrin â iechyd yw un sydd ddim yn edrych ar symptomau ar wahân ond sy'n ystyried y corff cyfan (a'r meddwl) wrth chwilio am ateb gofal iechyd. Yn yr achos hwn, rydyn ni'n cymryd y symptomau sy'n awgrymu MCI ac yn ystyried sut gallai'r rhain fod yn arwydd o rywbeth sydd o'i le ar ein hiechyd cyffredinol. Prin yw'r bobl – a phrin iawn yw'r meddygon – sydd wedi cymryd 'ymagwedd holistaidd' at broblemau gwybyddol yn y gorffennol oherwydd nad yw effaith unrhyw un o nifer o broblemau iechyd corfforol ar yr ymennydd ac ar wybyddiaeth yn cael ei chydnabod yn gyffredinol.

Yn ddiweddar mae llond llaw o feddygon ac ymchwilwyr wedi dechrau ystyried dull holistaidd,[7] ac mae'n faes diddordeb ar hyn o bryd, yn enwedig gan fod yna bellach fwy o ymchwil i niferoedd uwch o achosion â phroblemau gwybyddol, ar wahân i ddementia, yn cael ei chyhoeddi.

Nid ydym eto yn gwybod beth yw achos y rhan fwyaf o fathau o ddementia na'r rhesymau dros pam mae rhai pobl yn ei ddatblygu ac eraill ddim. Mae'r un peth yn wir am lawer o glefydau eraill. Nid ydym yn gwybod beth sy'n eu hachosi na pham mae rhai pobl yn cael rhai clefydau ac eraill ddim. Mae nifer o ymarferwyr meddygol yn dechrau ailfeddwl y ffordd rydyn ni'n ymdrin â thriniaeth feddygol erbyn hyn, ac yn awgrymu, yn hytrach na thrin clefydau pan fyddan nhw'n digwydd, y dylen ni ystyried y ffordd orau o gryfhau iechyd y corff dynol fel ei fod yn gallu gwrthsefyll clefydau:[8]

> Mae'r broblem gydag anhwylderau prion yn broblem debyg i ganser. Mae proses batholegol wedi cael ei chynnau sydd â'i momentwm ei hun – a dweud y gwir, dwi'n meddwl am anhwylderau prion fel canserau protein. Nid yw atal 'smygwr rhag 'smygu yn gwella ei ganser yr ysgyfaint – mae'n rhy hwyr ... erbyn i'r darlun clinigol ddod yn glir, mae'n rhy hwyr ar gyfer triniaeth iachaol.[9]

Efallai bod hynny'n swnio'n radical, ond mae'n gwneud llawer o synnwyr.

Er enghraifft, rydyn ni'n gwybod erbyn hyn bod celloedd yn ein corff yn mwtanu o hyd, a phe bai'r celloedd hyn sy'n mwtanu yn cael eu gadael i amlhau, byddai'r mwtaniadau hyn yn arwain at ganser. Y rheswm pam nad yw hyn yn digwydd yw bod y corff yn gyffredinol yn 'adnabod' y celloedd gwyrol hyn ac yn eu dinistrio cyn iddyn nhw dyfu a throi'n dwf canseraidd. 'Does neb yn hollol siŵr eto pam mae rhai celloedd canseraidd yn llwyddo i osgoi sylw systemau amddiffyn y corff, ond trwy gryfhau systemau'r corff a chynnal yr iechyd gorau posibl, awgrymir y gallwn helpu amddiffynfeydd y corff i wneud eu gwaith yn well.

Yn yr un modd, 'does neb yn hollol siŵr pa un o'r nifer o 'sbardunau' damcaniaethol a allai achosi dementia mewn gwirionedd. Nid ydym hyd yn oed yn gwybod pam mae rhai pobl ag MCI yn datblygu dementia ac eraill ddim. Ar sail yr wybodaeth feddygol sydd gennym ar hyn o bryd, nid oes modd i unrhyw un hyd yn oed ragweld a fydd person penodol sydd ag MCI yn gwaethygu neu'n gwella neu'n aros yr un peth. Ond mae'n bosibl, trwy gryfhau holl systemau'r corff, ein bod yn caniatáu i'r corff 'ymladd yn ôl' yn erbyn beth bynnag sydd wedi sbarduno'r dirywiad gwybyddol ac osgoi'r dirywiad i ddementia.

Felly un ffordd o feddwl am atal MCI rhag datblygu i fod yn ddementia efallai yw optimeiddio – hynny yw, gwneud ein hiechyd a'n lles y gorau gallwn.

Yn gyffredinol, mae'r dull holistaidd yn ystyried y canlynol:

- deiet (gan gynnwys atchwanegion maeth)
- ymarfer corff
- cwsg
- ymarfer ac ysgogi'r ymennydd
- mynd i'r afael â phroblemau iechyd cronig
- mynd i'r afael â straen amhriodol.

Os ydych chi wedi darllen penodau blaenorol y llyfr hwn, fe welwch yn fuan fod yr holl feysydd sy'n cael sylw yn y dull holistaidd eisoes wedi'u trafod. Nid yw'n ddull radical mewn gwirionedd; yn syml, mae'n dwyn ynghyd yr holl syniadau am wneud ein hiechyd a'n lles y gorau gallwn.

Pan sonnir am y math hwn o ddull o ymdrin ag iechyd, rydw i weithiau wedi clywed pobl yn ochneidio, yn llythrennol. A hwythau bellach wedi cyrraedd oedran da, ac wedi cael trafferth byw bywyd iach yn y gorffennol, maen nhw'n teimlo y gallan nhw nawr gael ychydig bach o ryddid i 'fwynhau bywyd', 'does bosib.

Er ein bod ni i gyd yn teimlo'n ddiamynedd weithiau o glywed y cyngor 'byw'n iach' di-ben-draw sy'n cael ei bregethu'n gyson gan ein meddygon, gan asiantaethau'r llywodraeth, gan grwpiau ymwybyddiaeth a chan y cyfryngau, ni ddylai hyn olygu ein bod yn rhoi'r ffidil yn y to ac yn gadael popeth i ffawd. Gall fod yn boen weithiau cadw llygad ar ein deiet, gwneud mwy o ymarfer corff ac osgoi pethau sy'n ddrwg i'n hiechyd, ond yn yr holl amser rydw i wedi cefnogi pobl â dementia a'u teuluoedd, dydw i erioed wedi cwrdd ag unrhyw un sy'n disgrifio cael dementia fel rhywbeth pleserus neu hwyliog. Felly, os ydych chi am 'fwynhau bywyd' yn eich blynyddoedd hŷn, mae gwneud y pethau fydd yn rhoi bywyd hwy i chi ei fwynhau yn gwneud synnwyr. Dyma'r union adeg o'ch bywyd pan ddylech chi fod yn cymryd y gofal mwyaf o'ch iechyd.

Mae rhai o'r bobl sy'n cefnogi ymagwedd holistaidd yn mynd ymhellach ac yn ceisio awgrymu y gellir rhannu clefyd Alzheimer yn benodol yn 'fathau' amrywiol ac y dylai'r driniaeth amrywio yn ôl y math sydd gennych chi. Yr awgrym yw bod hyn hefyd yn berthnasol i MCI. Y broblem gyda'r syniad hwn yw bod y dull a awgrymir o ddarganfod pa fath o broblem wybyddol sydd gennych chi yn cynnwys nifer fawr o brofion, ac nid yw'n hawdd cael gafael ar lawer ohonyn nhw trwy feddyg yn y Deyrnas Unedig.

Yr hyn sy'n gwneud yr ymagwedd hon yn arwyddocaol yw ei bod yn hynod bersonol, wedi'i thargedu ac yn amlswyddogaethol: y syniad yw nid yn unig gwella statws y claf ym mhob agwedd, ond hefyd ei 'optimeiddio' fel bod y claf yn sicrhau'r statws gorau posibl ym mhob rhan o'i fywyd.

Mae'r rhan fwyaf o'r astudiaethau o'r 'protocol' hwn wedi'u cynnal yn yr Unol Daleithiau. Yn y Deyrnas Unedig mae cyfyngiadau'r Gwasanaeth Iechyd Gwladol (y GIG) yn golygu mai prin yw'r bobl sy'n gallu cael y math hwn o ofal iechyd wedi'i dargedu a'i bersonoli heb dalu amdano, a bwrw y gallan nhw ddod o hyd i ymarferydd sy'n gallu cynnig yr ymagwedd hon o gwbl.

Gall hyn ddigalonni rhywun. A'r hyn sy'n gwneud sefyllfa ddrwg yn waeth yw, os ydych chi'n mynd at eich meddyg ac yn gofyn am help neu wybodaeth am sut i sicrhau'r iechyd gorau, mae'n debygol y cewch eich siomi.

Yn gyntaf, mae meddygon yn y Deyrnas Unedig yn brysur dros ben, ac mae'n annhebygol y bydd ganddyn nhw fwy na 10 munud i drafod eich problem gyda chi. Yn ail, prin yw'r meddygon sy'n cael unrhyw hyfforddiant o bwys ar elfennau manwl MCI a dementia. Yn drydydd, o ystyried yr hyn maen nhw'n ei wybod, bydd y pethau maen nhw'n debygol o ddweud wrthych chi yn ddigalon iawn. Mewn un feddygfa y gofynnwyd i mi ymweld â hi a rhoi cyngor i'r 'nyrs arbenigol dementia', gwelais fod ei phrotocolau yn cynnwys gwirio a oedd pobl â diagnosis dementia wedi trefnu atwrneiaeth (POA) a llofnodi datganiad 'Peidiwch ag adfywio'! 'Does ryfedd bod cleifion yn penderfynu bod ceisio cyngor gan y feddygfa yn wastraff amser.

Nid yw hyn i gyd yn golygu bod rhaid i chi roi'r ffidil yn y to a 'gobeithio'r gorau' os ydych chi'n digwydd byw yn y Deyrnas Unedig a bod gennych chi MCI. *Mae* rhai pethau o fewn eich rheolaeth ac nid oes angen help meddyg neu brofion drud arnoch i ddelio â rhai blaenoriaethau iechyd.

Deiet

Fel yr awgrymwyd eisoes, gallwch fwyta deiet da ac amrywiol. Mae cymaint o gyngor gwahanol am ddeiet ar hyn o bryd fel ei bod yn anodd 'nithio'r grawn o'r us'. Gallwch o leiaf geisio dilyn rhai o'r canllawiau y cytunir arnyn nhw'n gyffredinol os oes gennych chi MCI. Er enghraifft, byddai'r rhan fwyaf o arbenigwyr deiet yn awgrymu ei bod yn arbennig o bwysig osgoi gormod o fwyd 'wedi'i brosesu'. Nid oes rhaid i goginio gyda chynhwysion ffres a chreu'ch prydau eich hun o ryseitiau gymryd llawer o amser. Yn aml, y prydau gorau a'r rhai mwyaf blasus ac iach yw'r rhai symlaf. Er enghraifft, meddyliwch am y canlynol:

- taten bob gyda chaws, tiwna neu ffa pob a salad
- pastai bugail neu bastai bwthyn
- selsig o ansawdd uchel, tatws stwnsh a llysiau
- 'prydau popty' o gyw iâr neu bysgod a llysiau (wedi'u coginio i gyd gyda'i gilydd yn y ffwrn).

Ceisiwch osgoi siwgr os gallwch chi. Mae'n hawdd lleihau dant melys trwy leihau'ch cymeriant siwgr ychydig ar y tro. Mae'n hawdd mynd yn gaeth i siwgr, felly os byddwch chi'n ei dorri'n raddol o'ch deiet byddwch yn colli'ch blas amdano ac yn y pen draw bydd hyd yn oed un darn o siocled neu ddarn bach o gacen yn 'ormod'. Dechreuwch drwy leihau unrhyw siwgr rydych chi'n ei gymryd mewn te a choffi hanner llwy de ar y tro. Ar ôl wythnos, gallwch ei leihau hanner llwy de arall ac yn y blaen, i'r pwynt pan na fydd angen siwgr mewn diodydd mwyach. Yna ceisiwch leihau nifer y bisgedi rydych chi'n eu bwyta neu faint y darn o gacen rydych chi'n ei fwyta. Fe welwch eich bod chi'n dal i gael y boddhad o fodloni'ch dant melys gyda dognau llai. Ceisiwch fwyta iogwrt neu ffrwythau ffres yn hytrach na chacennau melys a bisgedi.

Mae rhywfaint o ymchwil ar hyn o bryd yn dangos y gall

cyfnod o 'ymprydio' o leiaf 12 awr rhwng eich pryd olaf yn y nos a'ch pryd cyntaf yn y bore fod o fudd i'r ymennydd. Gallwch roi cynnig ar hyn os yw'n gweddu i'ch ffordd o fyw.[10]

Atchwanegion deiet (fitaminau a mwynau)

Mae llawer iawn o awgrymiadau yn y cyfryngau y gallai rhai atchwanegion fod yn 'dda i'r ymennydd' ac mae rhywfaint o wirionedd yn rhai o'r honiadau hyn. Er enghraifft, gall diffyg rhai o'r fitaminau B gael effaith ar y cof ac ar iechyd meddwl. Felly, os ydych chi'n brin o fitamin B ac yn dioddef o broblemau cof, bydd cymryd atchwanegyn i adfer eich lefelau o'r fitamin hwn yn helpu'ch cof i weithio'n well. *Ond* os yw'ch lefelau fitamin B o fewn yr ystod arferol, yna ni fydd cymryd fitamin B ychwanegol yn helpu'ch cof. Mae rhai pobl â lefelau fitamin D isel, yn enwedig pobl hŷn neu'r rhai sydd ddim yn mynd allan i'r awyr iach rhyw lawer neu sy'n gorchuddio'r rhan fwyaf o'u croen. Y ffordd orau o gynyddu'ch lefel fitamin D yw teimlo golau'r haul ar eich croen. Ond os ydych chi'n byw ym mhellafoedd hemisffer y gogledd neu'r de, lle mae golau'r haul yn brin, neu mewn ardaloedd lle mae'r gaeafau'n dywyll ac yn gymharol ddi-haul, gallwch gael eich fitamin D o fwydydd penodol neu drwy gymryd atchwanegyn. Nid yw'n glir a yw diffyg fitamin D yn cael effaith uniongyrchol ar wybyddiaeth, ond mae peth ymchwil fel pe bai'n awgrymu hyn.[11]

Mae'r un peth yn wir am yr honiadau ar gyfer llawer o atchwanegion eraill ac ar gyfer llawer o wahanol fwydydd eraill. Mae rhai bwydydd a rhai atchwanegion yn helpu'r ymennydd i weithio ar ei orau, ond beth bynnag mae'r cyfryngau'n ei ddweud, nid oes y fath beth â 'bwydydd daionus' neu '*superfoods*' mewn gwirionedd. Mae'r gwahanol elfennau deietegol sydd eu hangen ar y corff dynol i'w cael mewn pob math o wahanol fwydydd, a'r ffordd orau o sicrhau ein bod yn cael popeth sydd ei angen arnom ni yw drwy fwyta amrywiaeth eang o fwydydd.

Fodd bynnag, os ydych chi'n teimlo bod angen atchwanegyn fitamin arnoch, mae'n annhebygol y bydd cymryd un yn gwneud unrhyw ddrwg i chi, ar yr amod eich bod chi'n dilyn y canllawiau sydd ar y pecyn ac nad ydych chi'n cael mwy na'r ddos a argymhellir. Mae'r un peth yn wir am unrhyw 'fwydydd daionus' fel y'u gelwir. Efallai y byddan nhw'n llesol i chi, ac ar yr amod eich bod yn defnyddio'ch synnwyr cyffredin am ddognau, maen nhw'n annhebygol o wneud unrhyw ddrwg i chi.

Ymarfer corff

Rydw i eisoes wedi dweud nad oes angen i chi fynd i'r gampfa i wneud ymarfer corff. Dechreuwch trwy fod ychydig yn fwy egnïol. Ewch am dro am 10 munud bob dydd. Cynyddwch hyn nes bod modd i chi gerdded yn sionc am 20 munud (tua milltir). Gwnewch fwy o'r ymarfer corff rydych chi'n ei fwynhau, p'un a yw'n arddio, nofio, dawnsio neu chwarae golff. Os hoffech chi ddechrau rhyw fath o rwtîn ymarfer corff a fydd yn eich helpu i gadw'n sionc ac yn heini, yna mae ioga, pilates a thai chi i gyd yn addas.

Mae'n bosibl cynyddu'ch ffitrwydd heb rwtîn ymarfer corff penodol, a hynny drwy wneud eich hun yn fwy egnïol bob dydd. Gwnewch reol i beidio ag eistedd am fwy nag awr ar y tro, a chymysgwch eich amser eistedd gydag amser egnïol, hyd yn oed os mai gwneud tasgau o gwmpas y cartref neu siopa yn unig ydych chi. Cofiwch gadw'n gorfforol egnïol hefyd os ydych chi'n dioddef o unrhyw fath o wynegon neu arthritis. Mae hefyd yn bwysig gwneud cymaint o ymarfer corff ag y gallwch chi yn yr awyr agored, ac mae hyn yn dod â ni i'r argymhelliad nesaf.

Un pwynt pwysig iawn sy'n aml yn cael ei esgeuluso gan gynghorwyr meddygol yw y dylech fynd allan yng ngolau dydd mor aml â phosibl. Weithiau yn y gaeaf mewn rhai hinsoddau gogleddol gall hyn fod yn dipyn o her, ond mae golau dydd yn bwysig iawn, ac ymarfer corff yn yr awyr iach ac mewn golau dydd sydd orau.[12] Gall golau dydd hefyd gael effaith gadarnhaol iawn ar batrymau cysgu ac iselder.[13]

Cysgu

Mae ymchwil gyfredol yn dangos bod cyfnod da (6–8 awr) o gwsg di-dor yn bwysig iawn o safbwynt lleihau'r risg o ddatblygu dementia.[14] Os ydych chi'n dioddef o anhunedd (insomnia) neu nosweithiau aflonydd, mae'n bwysig ceisio dod o hyd i'r rheswm a cheisio sicrhau noson dda o gwsg.

Os oes gennych chi gymar sy'n achosi i chi ddihuno – o bosibl oherwydd ei fod angen codi i ddefnyddio'r toiled neu oherwydd ei fod yn chwyrnu neu'n aflonydd mewn rhyw ffordd arall – efallai yr hoffech chi ailystyried eich trefniadau cysgu. Mae llawer o bobl wedi gweld bod defnyddio gwely mwy neu ddau wely sengl yn hytrach na gwely dwbl wedi helpu eu patrwm cysgu. I eraill, mae ystafelloedd gwely ar wahân wedi gweithio.

Os ydych chi'n cael eich dihuno oherwydd bod angen i chi ddefnyddio'r toiled eich hun, yna mae yna bethau y gallwch chi roi cynnig arnyn nhw. Mae rhai pobl yn codi i ddefnyddio'r toiled oherwydd eu bod yn effro, ond os ydych chi'n gorwedd yn dawel ac yn aros yn llonydd, efallai y gwelwch chi eich bod chi'n mynd yn ôl i gysgu. Ceisiwch leihau faint rydych chi'n ei yfed yn yr awr neu ddwy cyn mynd i'r gwely, ond gofal piau hi rhag i chi ddadhydradu. Weithiau gall eich meddyg roi meddyginiaeth ar bresgripsiwn i chi, i'ch helpu os yw gorfod mynd i'r toiled yn aflonyddu arnoch yn aml.

Weithiau gall pobl gael eu deffro gan boen; gall arthritis fod yn arbennig o boenus yn ystod y nos. Ceisiwch beidio â mynd yn rhy boeth yn y gwely gan fod gwres yn gallu gwaethygu poen, fel y gall aflonyddwch cyson hefyd. Os yw eich meddyg yn rhoi meddyginiaeth ar bresgripsiwn i chi ar gyfer poen yn ystod y nos, peidiwch â cheisio bod yn 'ddewr' ac osgoi ei chymryd – mae eich cwsg yn bwysig iawn.

Os yw eich cwsg yn cael ei aflonyddu gan bryderon, mae yna nifer o dactegau y gallwch chi roi cynnig arnyn nhw. Cymerwch olwg ar wefan ddefnyddiol fel un y National Sleep Foundation,[15] a rhowch gynnig ar rai o'u hawgrymiadau.

Argymhellir yn gyffredinol eich bod yn:

- cysgu mewn ystafell hollol dywyll
- lleihau sŵn o'r tu allan cymaint â phosibl
- cadw setiau teledu, teclynnau electronig a ffonau symudol allan o'ch ystafell wely
- osgoi defnyddio'r uchod yn yr awr neu ddwy cyn amser gwely
- mynd i'r gwely yr un pryd bob nos.

Un o'm hargymhellion personol yw osgoi darllen negeseuon e-bost neu negeseuon ffôn am o leiaf ychydig oriau cyn mynd i'r gwely. Os ydych chi'n derbyn neges sy'n eich cynhyrfu neu neges lle mae angen i chi wneud rhywbeth yn ei chylch, gall y pryder dilynol eich cadw ar ddihun. Yn y bore byddwch chi'n teimlo'n ffres ac yn fwy abl i ddelio â phethau.

Ymarfer ac ysgogi'r ymennydd

Nid yw'n anodd dod o hyd i awgrymiadau lu yn y cyfryngau bod ymarfer yr ymennydd yn bwysig. Mae yna doreth o lyfrau, gwefannau, erthyglau cylchgronau a hysbysebion radio sy'n awgrymu y dylech 'ei ddefnyddio neu ei golli'. Ond beth yw'r gwir am 'ymarferion ymennydd'?

Mae peth gwaith ymchwil wedi'i wneud i'r awgrym y gallwn wella ein gwybyddiaeth trwy wneud cwisiau, croeseiriau, gemau ymennydd ac ymarferion cof. Yn gyffredinol, o ran croeseiriau, mae'n debyg y byddwch chi'n hogi'ch sgiliau gwneud croeseiriau. Ond nid yw gemau, cwisiau ac ymarferion cof o reidrwydd yn gwella'ch gwybyddiaeth gyffredinol. Os ydych chi'n hoffi gwneud y pethau hyn, gwnewch nhw oherwydd eich bod chi'n eu mwynhau. Mae'n annhebygol y bydd eu gwneud nhw yn eich atal rhag cael dementia. Mae cadw eich meddwl yn agored i syniadau newydd a bod yn barod i roi cynnig ar weithgareddau newydd a chwrdd â phobl newydd yn bethau sy'n fwy tebygol o gael effaith gadarnhaol ar eich gwybyddiaeth. Mae rhagor o wybodaeth am hyn ym Mhennod 3.

Os oes gennych chi MCI, gallwch ddilyn dull meddygol confensiynol ac 'aros a gweld' neu 'aros a gobeithio' efallai. Os ydych chi am fod yn fwy rhagweithiol, gallwch fynd i'r afael ag unrhyw broblemau iechyd uniongyrchol ac amlwg a ffactorau risg uchel, a byddai'n synhwyrol gwneud hyn.

Fodd bynnag, nid oes gennych chi unrhyw beth i'w golli ac efallai popeth i'w ennill trwy ganolbwyntio ar ymagwedd holistaidd a gwneud popeth o fewn eich gallu i sicrhau bod eich corff a'ch ymennydd yn gweithredu ar y lefel orau bosibl. Hyd yn oed os na allwch ddilyn y protocolau personol iawn a awgrymir gan rai ymarferwyr, mae yna lawer o bethau y gallwch eu gwneud i reoli'ch iechyd eich hun ac i sicrhau'r dyfodol gwybyddol gorau posibl.

Pwyntiau allweddol

- Ar hyn o bryd nid ydym yn gwybod pam mae rhai pobl ag MCI yn datblygu dementia, ond mae lleihau ffactorau risg dementia yn werth chweil.
- Credir bod dementia yn dechrau ymhell cyn i'r symptomau ddod i'r amlwg.
- Os oes gennych chi MCI, mae'r rhan fwyaf o ymarferwyr confensiynol yn defnyddio dull 'aros a gweld'.
- Gallwch gymryd camau hunangymorth ar unrhyw adeg.
- Mynd i'r afael â'ch iechyd mewn dull holistaidd sy'n debygol o gael yr effaith fwyaf buddiol.

Ôl-nodiadau

1 Tomaszewski Farias, S., Mungas, D., Reed, B.R., Harvey, D. a DeCarli, C.(2009) 'Progression of mild cognitive impairment to dementia in clinic-vs community-based cohorts.' *JAMA Neurology 66*, 9, 1151–1157. Ar gael yn https://jamanetwork.com/journals/jamaneurology/fullarticle/797955

2 Livingston, G., Sommerlad, A., Orgeta, V., Costafreda, S.G., *et al.* (2017) 'Dementia prevention, intervention and care.' *The Lancet 390*, 10113.

3 Velayudhan, L., Poppe, M., Archer, N., Proitsi, P., Brown, RG, a Lovestone, S. (2010) 'Risk of developing dementia in people with diabetes and mild cognitive impairment.' *British Journal of Psychiatry* 196, 1, 36–40.

4 Asif, M. (2014) 'The prevention and control of type-2 diabetes by changing lifestyle and dietary pattern.' *Journal of Education and Health Promotion* 3, 1. doi:10.4103/2277-9531.127541

5 Lin, F.R., Ferrucci, L., An, Y., Goh, J.O., *et al.* (2014) 'Association of hearing impairment with brain volume changes in older adults.' *Neuroimage* 90, 84–92. doi:10.106/j.neuroimage.2013.12.059

6 Justin, B.N., Turek, M. a Hakim, A.M. (2013) 'Heart disease as a risk factor ar gyfer dementia.' *Clinical Epidemiology* 5, 135–145. doi:10.2147/CLEP.S30621

7 Bredesen, D.E., Sharlin, K., Jenkins, D., Okuno, M., *et al.* (2018) 'Reversal of cognitive decline: 100 patients.' *Journal of Alzheimer's Disease and Parkinsonism* 8, 450. doi:10.4172/2161-0460.1000450

8 Myhill, S. (2015) *Sustainable Medicine*. London: Hammersmith Health Books.

9 Ibid, t.205.

10 Youm, Y.H., Nguyen, K.Y., Grant, R.W., Goldberg, E.L., *et al.* (2015) 'The ketone metabolite β-hydroxybutyrate blocks NLRP3 inflammasomemediated inflammatory disease.' *Nature Medicine 21*, 263–269. doi:10.1038/nm.3804

11 Lu'o'ng, K.V.Q. a Nguyen, L.T.H. (2011) 'The beneficial role of vitamin D in Alzheimer's disease.' *American Journal of Alzheimer's Disease and Other Dementias 26*, 7, 511–520. doi:10.1177/1533317511429321

12 Aries, M.B.C., Aarts, M.P.J. a van Hoof, J. (2013) 'Daylight and health: A review of the evidence and consequences for the built environment.' *Lighting Research & Technology* 47, 1. Ar gael yn https://doi.org/10.1177/1477153513509258

13 Buysse, D.J. (2014) 'Sleep health: Can we define it? Does it matter?' *Sleep 37*, 1, 9–17. doi:10.5665/sleep.3298

14 Shokri-Kojori, E., Wang, G.-J., Wiers, E., Demiral, S.B., *et al.* (2018) 'β-Amyloid accumulation in the human brain after one night of sleep deprivation.' *PNAS: Proceedings of the National Academy of Sciences* 115, 17, 4483–4488. Ar gael yn www.pnas.org/content/early/2018/03/29/1721694115.full

15 www.sleepfoundation.org

Pennod 9

Os digwydd y gwaethaf … Cynllunio wedi diagnosis o ddementia

Mae'r llyfr hwn yn ymwneud ag amhariad gwybyddol ysgafn (MCI) ac am sut i helpu'ch hun os oes gennych chi broblem wybyddol ysgafn nad yw'n ddementia. Mae rhan helaeth o'r llyfr wedi bod yn trafod sut i geisio atal MCI rhag datblygu i fod yn ddementia. Fodd bynnag, mae tystiolaeth yn dangos bod canran o bobl ag MCI yn mynd ymlaen i ddatblygu dementia. Mae'n anodd dod o hyd i ffigurau cadarn; mae 'cyfraddau trosi' yn amrywio o 5–10 y cant[1] i tua 48 y cant,[2] ac mae rhai ymchwilwyr wedi awgrymu mai math o ddementia cynnar ar ffurf arall yw MCI.[3] Felly beth gallwch chi ei wneud os digwydd y gwaethaf?

Ai dyma'r peth gwaethaf all ddigwydd?

Efallai y byddwch chi'n dechrau drwy ofyn i chi'ch hun ai dyma'r 'peth gwaethaf all ddigwydd'. Mae dementia yn glefyd annymunol a chynyddol ac mae llawer ohonom ni'n ei ofni. Ond y syndod yw nad yw llawer o bobl sydd â diagnosis o ddementia yn anhapus yn y bôn. Efallai y bydd pobl â dementia yn rhwystredig nad ydyn nhw'n gallu gwneud y pethau roedden nhw'n arfer eu gwneud mwyach ac weithiau bydd iselder yn mynd law yn llaw â dementia (er nad yw o reidrwydd yn achosi'r iselder), ond ar ôl y misoedd cyntaf rhwystredig ac anodd, mae llawer o bobl â dementia yn ymddangos yn dawel eu meddwl. Mae'n bosibl bod hyn yn wir am nad ydyn nhw'n gorfod ymdopi mwyach â holl fanylion syrffedus bywyd – y peiriant golchi yn torri i lawr, y car mae angen ei gynnal, y siopa mae angen ei brynu – am fod yna rywun arall sy'n ysgwyddo'r beichiau hyn nawr ac nad ydyn nhw bellach yn achos pryder i'r person sydd â dementia. Nid ydym yn gwybod.

Wrth gwrs, nid yw pawb sydd â dementia yn hapus a thawel eu meddwl, ond mae'r rhai nad ydyn nhw'n byw ar eu pennau eu hunain ac sydd â chymar cefnogol a charedig yn aml yn datblygu math o lonyddwch tawel. Gan amlaf, mae dementia yn ddi-boen hefyd, ac er y bydd yn rhaid i ofalwyr oddef dirywiad galluoedd corfforol wrth i'r ymennydd ddirywio, fydd dim rhaid iddyn nhw weld eu hanwyliaid mewn poen gan deimlo'n ddiymadferth i helpu.

Y gred yn aml yw bod dementia yn byrhau bywyd rhywun ac mae meddygon yn dueddol o ddyfynnu hyd oes 'cyfartalog' o saith mlynedd ar ôl diagnosis. Fodd bynnag, rhaid cofio, yn achos llawer o bobl, fyddan nhw ond yn cael diagnosis o ddementia pan fyddan nhw'n eithaf oedrannus ac eisoes yn eiddil mewn rhyw ffordd arall. Yn ôl pob tebyg, nid yw'r 'cyfartaledd saith mlynedd' yn ddim mwy na faint y byddai rhywun mor hen ac eiddil â hyn yn disgwyl ei fyw beth bynnag.

Nid wyf yn ceisio awgrymu y dylech chi fod yn hapus ac

yn falch o gael diagnosis o'r fath, ond nid yw rhai agweddau cynddrwg ag y byddai rhywun yn ei ofni. Am un peth, mae cynnydd dementia fel arfer (ond nid bob amser) yn weddol raddol ac efallai y bydd gennych chi fisoedd, os nad blynyddoedd, o fywyd i'w mwynhau gyda dim ond mân addasiadau cyn i bethau fynd yn anodd.

Mae diagnosis hefyd yn rhoi'r cyfle i chi gynllunio ar gyfer y dyfodol ac os ydych chi, efallai, wedi bod yn gohirio rhyw gynllun ar gyfer 'profiad unwaith mewn oes', efallai mai dyma'r union amser i fanteisio ar y cyfle i fentro a mwynhau'r profiad heb boeni a ydych chi'n gwneud y peth iawn.

Adolygu'ch cynlluniau a'ch gweithredoedd

Mae rhannau o'r llyfr hwn wedi rhoi sylw i wneud cynlluniau ar gyfer y dyfodol ac mae'n amser da ac yn gyfle i ni adolygu'r cynlluniau hynny. Mewn sawl ffordd, os ydych chi neu'ch anwylyd wedi profi MCI, byddwch wedi cael cyfle i gymryd cam yn ôl ac edrych ar ble rydych chi'n mynd mewn bywyd, cyfle i gynllunio ymlaen llaw neu o leiaf edrych yn ofalus ar yr hyn a allai fod o'ch blaenau, a chyfle i adolygu eich anghenion presennol a'ch anghenion i'r dyfodol a'ch angen am gymorth yn y dyfodol.

Os ydych chi wedi cymryd sylw o'r cyngor sydd eisoes wedi'i rannu yn y llyfr hwn, rwy'n gobeithio y bydd eich cynlluniau wedi ystyried:

- Materion ymarferol fel atwrneiaeth (POA), ewyllysiau a chyngor ariannol arall.
- Materion iechyd fel rhoi sylw i ddeiet ac ymarfer

corff, rhoi sylw i broblemau'r golwg a'r clyw, osgoi llawdriniaethau diangen, ymdopi â heintiau a'u cadw dan reolaeth, a dewis cynghorwyr gofal iechyd yn ddoeth.
- Symud cartref os oes angen, cyn i argyfwng godi, siarad am y dyfodol gyda'ch teulu, llunio cynlluniau gofal diwedd oes a defnyddio technoleg i'ch helpu i reoli bywyd bob dydd.
- Defnyddio cymhorthion cof i reoli gweithgareddau bywyd bob dydd.
- Cymorth posibl gan deulu a ffrindiau.

Dylech ystyried eich hun yn un o'r bobl lwcus: oherwydd eich gwybodaeth a'ch dealltwriaeth o MCI, rydych chi a'ch anwylyd wedi cael cyfle i feddwl ymlaen ac ystyried dyfodol y mae'n well gan y rhan fwyaf o bobl osgoi meddwl amdano. Os ydych chi wedi dilyn y cyngor yn y llyfr hwn, byddwch eisoes wedi ystyried y posibilrwydd o symud cartref; llunio cynlluniau ar gyfer cymorth yn y dyfodol; ac ymchwilio i'r cyngor byw yn iach gan asiantaethau gofal a gwasanaethau lleol. Byddwch hefyd wedi prynu neu gael cymhorthion cof a all helpu i gynnal annibyniaeth (a byddwch wedi cael gwared ar y pethau sy'n ddi-fudd i chi). Mae pobl sy'n cael diagnosis o ddementia yn ddirybudd yn gorfod ymdopi â hyn i gyd mewn amser byr iawn. Rydych chi eisoes wedi delio â hyn. Do?

Camau ymarferol

Os nad ydych chi wedi gwneud hynny'n barod, mae'n hanfodol trefnu atwrneiaeth arhosol (LPA) nawr. Cofiwch, pan fyddwch yn rhoi atwrneiaeth i rywun, rydych chi'n rhoi'r pŵer iddyn nhw wneud penderfyniadau am eich materion ariannol, eich iechyd a'ch lles os na allwch chi wneud y penderfyniadau hyn eich hun. Gall pob math o sefyllfaoedd godi pan fydd angen gwneud trefniant o'r fath, nid gyda dementia yn unig. Er enghraifft, os ydych chi'n cael damwain neu'n cael eich taro'n sâl ac yn methu â mynegi eich dymuniadau, bydd gan rywun ag atwrneiaeth y pŵer i weithredu ar eich rhan. Os nad ydych chi wedi gwneud hynny'n barod (gweler Pennod 2), mae'n amser da i chi gael trafodaethau gonest gyda'r teulu. Mae'n bosibl eich bod dan yr argraff eu bod nhw'n teimlo'r un fath â chi am rywbeth fel adfywio neu hunanladdiad cynorthwyedig neu gartrefi gofal preswyl, ond ar ôl i chi ddechrau siarad am y pynciau hyn, mae'n bosibl y cewch eich synnu. Gwnewch yn siŵr eich bod yn lleisio'ch teimladau personol eich hun, ac os ydych chi'n gofalu am rywun â dementia, helpwch yr unigolyn i sicrhau bod ei ddymuniadau'n hysbys ac yn cael eu gwireddu.

Mae'r un peth yn wir am ddymuniadau diwedd oes. Nid oes diben gwthio'r trafodaethau hyn o'r neilltu am eu bod nhw'n rhy boenus, oni bai nad oes gennych chi deimladau cryf am y mater. Os nad ydych chi am gael eich adfywio mewn sefyllfa eithafol, mae angen i chi wneud nodyn ysgrifenedig o hyn a sicrhau bod eich teulu'n gwybod. Os ydych chi'n gofalu am gymar sydd wedi cael diagnosis o ddementia, a'ch bod wedi trafod y materion anodd hyn yn barod, gwnewch yn siŵr eich bod yn gwneud dymuniadau'ch cymar yn hysbys i'r teulu ac i gynghorwyr meddygol. Os oes gennych chi gymar neu bartner neu efallai riant sydd wedi derbyn diagnosis o ddementia, mae'n bwysig iawn i chi ystyried beth fyddai ar y person hwnnw ei eisiau mewn gwirionedd *ac nid yr hyn y byddech chi, yn ei esgidiau, yn meddwl y byddai arnoch chi ei eisiau.* Os yw'n dal i allu ysgrifennu ei ddymuniadau, helpwch ef neu hi i wneud hynny.

Nid yw'r ffaith fod gan rywun ddementia yn golygu na all wneud ewyllys. Fodd bynnag, yn ôl ein harfer, mae'n rhaid i ni ystyried mater 'galluedd'. Yng nghamau cynnar dementia mae'r rhan fwyaf o bobl yn deall beth mae gwneud ewyllys yn ei olygu ac yn gallu nodi beth yr hoffen nhw ei weld yn digwydd i'w hystâd ar ôl iddyn nhw farw. Os yw rhywun â dementia eisiau gwneud ewyllys, mae'n bosibl y gallan nhw barhau i wneud hynny o gael y cymorth a'r esboniadau cywir. Nid yw'r rhan fwyaf ohonom ni yn llunio ein hewyllys ein hunain (er bod ewyllysiau o'r fath yn berffaith ddilys fel arfer) – rydyn ni'n defnyddio 'arbenigwr' i wneud hyn ar ein rhan. Gall rhywun â dementia hefyd ddefnyddio 'arbenigwr' i lunio'r ewyllys, a chyhyd â bod ganddo alluedd (hynny yw, dealltwriaeth) o'r hyn y mae ei benderfyniadau yn ei olygu, gall wneud penderfyniad dilys ynglŷn â hyn.

Materion iechyd

Salwch corfforol sy'n effeithio ar yr ymennydd yw dementia. Mae'n bwysicach nag erioed bod rhywun â dementia yn gofalu am ei iechyd cyffredinol. Yn y rhan fwyaf o achosion, bydd angen rhywun arall – prif ofalwr yr unigolyn – i'w helpu gyda hyn. Yn y penodau blaenorol, rydyn ni eisoes wedi edrych yn fanwl ar yr angen i sicrhau bod golwg, clyw ac iechyd cyffredinol rhywun cystal ag y gallan nhw fod, ac rydyn ni hefyd wedi edrych ar ddeiet a'r effaith y gallai hyn ei chael ar yr ymennydd.

Yn aml (ond nid yn anochel) bydd pobl â dementia yn colli pwysau, ac fel arfer nid oes esboniad am hyn gan ofalwyr a gweithwyr iechyd proffesiynol. Mae Henry Lorin, yn ei lyfr *Alzheimer's Solved*,[4] yn cyflwyno esboniad posibl a chredadwy am y colli pwysau hyn – yn ei farn ef, colesterol isel sydd wraidd y broblem. Byddai'r rhan fwyaf o weithwyr iechyd proffesiynol yn anghytuno ag ef, gan fod syniadaeth gyfredol yn dal i ganolbwyntio ar yr awgrym mai colesterol sydd ar fai am glefyd y galon. Ond mae Lorin yn awgrymu mai colesterol isel sy'n gyfrifol am golli pwysau ymhlith pobl â dementia. Beth bynnag yw'r esboniad, mae'n ffaith fod y rhai sydd â dementia ac sy'n colli pwysau ar y cyfan yn parhau i fod ag archwaeth arferol, ac mae'n bosibl y bydd gofalwyr yn poeni ynglŷn â sut i helpu. Y peth pwysicaf yw sicrhau bod y person â dementia yn bwyta deiet sy'n llawn maeth. Mae rhagor o wybodaeth am hyn ym Mhennod 3, ac os ydych chi bellach yn wynebu diagnosis o ddementia, rwy'n argymell eich bod chi'n darllen y bennod honno eto.

Wrth gwrs, wrth i ddementia ddatblygu, gall y person sydd â dementia golli'r gallu i wneud ei benderfyniadau iechyd ei hun – penderfyniadau megis a ddylid cael mân lawdriniaeth neu lawdriniaeth fawr, pa feddyginiaethau i'w cymryd a sut i'w cymryd, a pha gynghorwyr meddygol i'w dewis a phryd i ymgynghori â nhw. Rhaid i'r prif ofalwr ei helpu i wneud y penderfyniadau hyn ac, wrth i'r clefyd ddatblygu, rhaid iddo wneud y penderfyniadau hyn ar ei ran. Mae'n bwysig bod y gofalwr yn ymgyfarwyddo â risgiau a manteision penderfyniadau o'r fath, a gall y rhain newid unwaith y bydd diagnosis wedi'i roi. Er enghraifft, gall fod yn annoeth cael anesthetig cyffredinol mewn rhai achosion o ddementia. Os bydd anesthetig cyffredinol angenrheidiol yn cael ei roi, mae'n werth cofio y gallai'r dementia achosi i unrhyw ddryswch a cholli gwybyddiaeth waethygu yn y dyddiau ar ôl llawdriniaeth lawfeddygol. Efallai y bydd pobl â dementia hefyd yn colli'r gallu i fynegi eu bod yn teimlo'n sâl neu eu bod mewn poen, felly rhaid i'r prif ofalwr unwaith eto fod yn fwy gwyliadwrus er mwyn sylwi ar newidiadau mewn ymddygiad a allai amlygu hyn. Yn benodol, gall haint wrinol neu haint ar y frest – yn wir, unrhyw haint, hyd yn oed annwyd cyffredin – achosi i'r person sydd â dementia arddangos mwy o ddryswch neu ymddygiad anoddach na'r arfer. Mae llawer o'm cleientiaid wedi sylweddoli'n rhy hwyr y gall ystyfnigrwydd, cynnwrf neu ymddygiad ymosodol anarferol fod yn arwydd o salwch.

Symud cartref

Mae llawer o'm cleientiaid yn cael diagnosis yn fuan ar ôl symud cartref. Nid yw hyn yn golygu bod symud cartref wedi achosi'r dementia, ond yn hytrach bod gorfod dod o hyd i rwydweithiau newydd, dysgu llwybrau newydd a dechrau rwtîn newydd yn gwaethygu ac yn tynnu sylw at yr anawsterau a oedd eisoes yn cael eu profi. Felly, ydy symud cartref ar ôl cael diagnosis o ddementia yn syniad da?

Fel gyda phob math o benderfyniadau, mae'n dibynnu ar nifer o ffactorau. O brofiad, bydd pobl sydd eisoes â diagnosis o ddementia yn gwaethygu (weithiau dros dro yn unig) ar ôl symud oherwydd yr anhawster o ddysgu rwtîn newydd, llwybrau newydd a gwneud rhwydweithiau newydd o ffrindiau a chymdogion. Fodd bynnag, gall ffactorau eraill orbwyso hyn. Er enghraifft, efallai y byddwch am fod yn nes at rwydweithiau teulu a chymorth neu efallai y bydd angen i chi ddod o hyd i dŷ neu fflat sy'n llai, sy'n fwy hwylus i chi gyda chyfarpar sy'n fwy addas.

Cofiwch, os byddwch chi'n symud i fyw'n nes at deulu, bydd angen i chi wneud eich ffrindiau newydd eich hun, dod i adnabod eich cymdogion a dysgu sut i fynd a dod o gwmpas yr ardal yr un fath. Nid yw dibynnu'n llwyr ar deuluoedd cyfagos am gefnogaeth yn syniad da o gwbl – efallai na fydd ganddyn nhw'r amser na'r gallu i roi'r holl gefnogaeth mae ei hangen arnoch chi. Beth bynnag, fyddech chi ddim eisiau iddyn nhw orfod ysgwyddo baich yr holl gefnogaeth y gallai fod ei hangen arnoch.

Mae newid gweithwyr meddygol proffesiynol yn ffactor arall i'w hystyried. Os oedd y broses ddiagnostig yn llyfn a'ch bod yn derbyn llawer o gymorth lle'r ydych chi'n byw, efallai y bydd yn sioc darganfod bod meddyg newydd yn llai gwybodus neu â llai o gydymdeimlad neu nad oes unrhyw weithgareddau neu grwpiau yn yr ardal newydd sy'n addas ar gyfer pobl sydd â diagnosis o ddementia.

Os byddwch chi'n symud tŷ yn dilyn diagnosis, cofiwch ddisgwyl problemau gyda dryswch ac anghofrwydd a allai bara'n hwy nag y byddech chi'n disgwyl. Neilltuwch amser i sicrhau bod y person â dementia yn cael cyfle i ddysgu llwybrau newydd o amgylch yr ardal. Er enghraifft, peidiwch â'u gyrru i bob man – dewch o hyd i siopau ac amwynderau lleol a'u helpu i ddysgu sut i'w cyrraedd. Fe welwch y bydd angen llawer mwy o amser arnyn nhw i ddod o hyd i'w ffordd o gwmpas siŵr o fod ac efallai y bydd yn rhaid i chi fynd â nhw ar nifer o deithiau 'tywys' o amgylch y gymdogaeth cyn y byddan nhw'n hyderus. Mae'n bosibl y bydd y person â dementia yn anghofio ble mae'n byw, ac os nad ydych chi wedi symud yn bell, efallai y bydd yn dychwelyd i'w hen gyfeiriad trwy gamsyniad weithiau.

Derbyn cymorth - adeiladu tîm

Pan mae pobl yn gofyn i mi beth yw'r un cyngor pwysicaf y gallaf ei roi i bobl sy'n dechrau byw gyda dementia (ac mae hyn yn cynnwys gofalwyr a theulu'r person sy'n cael diagnosis), fy ateb bob tro yw cofiwch *dderbyn cymorth*. Mae llawer o bobl yn amharod iawn i dderbyn cymorth neu i ofyn am help ac rydyn ni'n trafod y rhesymau yn y penodau blaenorol. Ond rwy'n gwbl grediniol na allwch chi ymdopi â dementia ar eich pen eich hun.

Os ydych chi'n byw gyda rhywun sydd newydd gael diagnosis, efallai y byddwch chi'n wfftio'r datganiad hwn. Mae hyn oherwydd eich bod chi'n byw yn y presennol ac yn methu â meddwl i'r dyfodol a dirnad yn llwyr beth mae byw gyda dementia, wrth iddo ddatblygu, yn ei olygu mewn gwirionedd. Rwy'n deall hyn, ac rwy'n ceisio esbonio cynnydd dementia yn aml i'm cleientiaid, gan roi darlun mor glir ag y gallaf iddyn nhw o beth fydd effeithiau'r dementia.

Mae dementia yn ddidrugaredd, ac os ydych chi'n byw gyda rhywun sydd â dementia mae gyda chi drwy'r dydd, bob dydd. Wrth i'r clefyd ddatblygu, bydd y person â dementia yn colli mwy a mwy o'i allu i wneud hyd yn oed y tasgau symlaf ar ei ben ei hun heb oruchwyliaeth. Mae angen seibiant ar ofalwyr – amser i fwynhau eu diddordebau eu hunain ac amser i orffwys (gweler tt. 201-5). Mae sawl math o seibiant; mae cael ffrind, cymydog neu aelod o'r teulu i fynd â'r person rydych chi'n gofalu amdano i'r dafarn am ddiod neu allan i siopa am ddillad yn un math. Mae defnyddio canolfan ddydd fel y gallwch chi fynd i'r banc, torri'ch gwallt neu wneud rhywfaint o siopa yn un arall. Mae talu asiantaeth gofal i helpu'r sawl rydych chi'n gofalu amdano i ymolchi a gwisgo yn fath arall o seibiant. Yn y cyfnod yn syth wedi'r diagnosis, efallai y byddwch yn wfftio'r syniad y bydd angen rhai o'r mathau hyn o gymorth arnoch, ond mae'n bur debyg y bydd eu hangen arnoch maes o law.

Mae hyn i gyd yn swnio'n ddigalon iawn, ond y bobl sy'n ymdopi orau ar ôl diagnosis ac sy'n llwyddo i fyw'n dda gyda dementia ac i gadw ansawdd bywyd da yw'r rhai sy'n manteisio ar yr holl gymorth sy'n bosibl. Y dyddiau cynnar hynny yw'r amser i adeiladu'ch 'tîm' o gefnogwyr fel y gallwch roi help ar waith gyda chyn lleied â phosibl o ffwdan a thrafferth pan fydd y dementia'n datblygu. Hyd yn oed os ydych chi'n argyhoeddedig na fydd angen unrhyw gymorth o'r fath arnoch byth, rwy'n eich annog i weld beth sydd ar gael, gwneud nodyn o'r cysylltiadau y gallai fod eu hangen arnoch a bod yn fwy parod ar gyfer yr amser sydd o'ch blaen.

Pa driniaeth sydd ar gael?

Y peth anoddaf am ddiagnosis o ddementia yw sylweddoli bod cymorth meddygol yn gyfyng iawn yn achos y cyflwr hwn. Rydyn ni wedi arfer cymaint â'r cysyniad y gellir gwella llawer o afiechydon a bod modd 'rheoli', trwy ddulliau meddygol o leiaf, y rhai nad oes modd gwella ohonyn nhw ar hyn o bryd (fel diabetes). Mae'n anodd iawn dod i delerau â'r ffaith nad oes gan wyddoniaeth feddygol unrhyw fodd gwirioneddol o wella na 'rheoli' dementia. Mae'n wir bod y cyfryngau bob dydd yn cyhoeddi bod 'iachâd wedi'i ddarganfod' neu fod datblygiad ar y gweill, ond os darllenwch chi o dan y penawdau trawiadol, fe welwch chi nad yw hyn yn wir.

Dros ddegawd yn ôl daeth rhai cyffuriau ar gael a oedd, mewn rhai achosion, yn arafu cynnydd dementia am gyfnod cyfyngedig. Dyma beth yw'r cyffuriau a'r hyn maen nhw'n ei wneud. Mae tri o'r 'cyffuriau cof', fel maen nhw'n cael eu galw, yn gweithio mewn ffordd debyg. Atalyddion colinesteras ydyn nhw, ac mae rhai pobl sy'n cymryd y cyffuriau hyn yn profi gwelliannau yn eu cymhelliant, lefelau pryder a hyder a mwy o allu i ddelio â thasgau bywyd bob dydd yn ogystal â chof gwell. Nid yw pawb yn sylwi ar welliant ac mae rhai'n teimlo bod sgileffeithiau'r cyffuriau yn annerbyniol. Dros dro yn unig y mae'r symptomau'n debygol o wella, er bod ymchwil fwy diweddar wedi dangos bod y cyffuriau'n parhau i fod yn fuddiol, hyd yn oed mewn dementia hwyr.[5] Y peth pwysig i'w gofio, fodd bynnag, yw nad yw'r cyffuriau'n atal cynnydd dementia.

Y pedwerydd cyffur sy'n cael ei roi'n aml ar gyfer dementia yw'r derbynnydd NDMA (N-methyl-D-asbartad), ac weithiau mae'n cael ei roi ar y cyd ag un o'r atalyddion colinesteras. Gall y cyffur hwn helpu gyda symptomau ymddygiad ymosodol a chynnwrf a gall arafu cynnydd y symptomau dros dro; mae sgileffeithiau yn llai cyffredin.

Mae rhywfaint o dystiolaeth y gall rhai gweithgareddau 'hunangymorth' wneud gwahaniaeth. Efallai y byddan nhw'n arafu cynnydd symptomau ac maen nhw fel arfer yn cael eu cydnabod fel cyffuriau sy'n gwneud i'r person â dementia deimlo'n well amdanyn nhw eu hunain a dioddef llai o iselder a diffyg hyder. Mae'r ymyriadau anfeddygol hyn hefyd yn dda ar gyfer iechyd cyffredinol:

- *Ymarfer corff:* mae unrhyw ymarfer corff yn well na dim. Nid oes rhaid i chi ymuno â champfa – mae hyd yn oed cerdded yn dda i chi. Mae ymarfer corff yn helpu ein hiechyd cardiofasgwlaidd (mae'n dda i'ch calon, mewn geiriau eraill), ac mae rhywfaint o dystiolaeth gyfyngedig ei fod hefyd yn gwella gwybyddiaeth. Yn hyn o beth, credir bod ymarfer corff yn fwy defnyddiol nag 'ymarfer yr ymennydd' fel mae'n cael ei alw (gwneud croeseiriau a phosau). Bydd ymarfer corff hefyd yn helpu i gadw ffitrwydd a chydbwysedd a gall helpu i atal cwympiadau, sef un o'r achosion mwyaf cyffredin dros ddwyn pobl hŷn i'r ysbyty.
- *Cadw'n brysur yn gymdeithasol:* mae mwy o dystiolaeth bod cadw'n brysur yn gymdeithasol yn fuddiol. Mae llawer o bobl â dementia yn dechrau ymgilio o'u cylch cymdeithasol arferol oherwydd eu bod yn ei chael hi'n anodd dilyn sgwrs neu oherwydd eu bod nhw'n teimlo'n llai cyfforddus mewn grwpiau mawr. Mewn gwirionedd, mae llawer o'm cleientiaid wedi dweud eu bod nhw wedi sylwi eu bod wedi dechrau ymgilio'n gymdeithasol hyd yn oed cyn diagnosis. Ond mae gweithgarwch cymdeithasol – cyhyd â'i fod heb achosi straen gormodol – yn dda i bobl â dementia. Felly, os oes gennych chi rywun yn y teulu sydd bellach wedi cael diagnosis o ddementia, helpwch nhw i barhau â'u gweithgareddau a cheisiwch ddod o hyd i ffyrdd o sicrhau nad yw hyn yn achosi straen iddyn nhw.

- *Therapi Ysgogi Gwybyddiaeth* (*CST*)*:* therapi penodol yw hwn a argymhellir gan NICE (Y Sefydliad Cenedlaethol dros Ragoriaeth mewn Iechyd a Gofal) ar gyfer pobl â dementia yn ei gamau cynnar. Os yw ar gael ac yn cael ei gynnig i chi, rhowch gynnig arno.
- *Cerddoriaeth a dawns:* dangoswyd dro ar ôl tro eu bod yn codi hwyliau ac yn helpu cof pobl â dementia. Erbyn hyn mae nifer o grwpiau 'Canu i'r Ymennydd' a 'Chanu i'r Meddwl', ond os oes rhywun sydd wedi cael diagnosis o ddementia eisoes yn aelod o gôr neu grŵp canu, yna helpwch nhw i ddal ati cyhyd â phosibl.
- *Cymhorthion cof*: bydd yr holl awgrymiadau ar gyfer defnyddio cymhorthion cof ac offer i wneud bywyd yn haws y cyfeirir atyn nhw ym Mhennod 6 hefyd o ddefnydd. Bydd rhai cymhorthion cof ond yn gweithio ar gamau cynnar dementia. Cynhara'n byd y daw rhywun i arfer â nhw, hwya'n byd y byddan nhw o ddefnydd.

Fe welwch chi lawer mwy o wybodaeth am fesurau 'hunangymorth' ym Mhennod 5 y llyfr hwn. Yn gyffredinol, mae gweithgareddau sy'n helpu i atal dementia ac sy'n cael eu hargymell ar gyfer MCI hefyd yn fuddiol yng nghamau cynnar y clefyd.

Dysgu am ofal iechyd a gofal cymdeithasol

Ar ôl diagnosis, byddwch yn sydyn yn dysgu am ofal iechyd a gofal cymdeithasol. Efallai y byddwch wedi dod i arfer â'r system iechyd oherwydd problem iechyd hirsefydlog arall. Os felly, hwyrach y byddwch gam ar y blaen. Os ydych chi wedi bod yn berson reit iach ar y cyfan hyd yn hyn, efallai y cewch eich synnu at y ffordd rydych chi nawr yn cael eich 'amsugno' i mewn i'r system. Mae pob ardal yn wahanol – nid oes 'llwybr dementia' safonol, er bod llawer o awdurdodau iechyd yn defnyddio'r term hwnnw. Mae'n debygol iawn y byddwch yn cael cynnig rhywfaint o gymorth dilynol ar ôl diagnosis. Gall y cymorth hwn gael ei gynnig ar sawl ffurf. Dyma rai enghreifftiau:

- Ymweliad (neu ymweliadau) gan arbenigwr dementia, nyrs fel arfer, i oruchwylio rhoi unrhyw feddyginiaeth cof, delio ag unrhyw sgileffeithiau a threfnu newidiadau mewn dos, lle y bo angen.
- Apwyntiad (neu apwyntiadau) dilynol gan eich meddyg neu nyrs sydd wedi'i hyfforddi mewn ymarfer cyffredinol sy'n arbenigo mewn dementia. Bydd hyn fel arfer yn digwydd yn y feddygfa a gall ganolbwyntio ar fesuriadau corfforol fel pwysedd gwaed a phwysau neu brofion gwaed yn hytrach nag unrhyw gymorth.
- Cynnig lle ar 'gwrs' ôl-ddiagnostig, sy'n cael ei alw weithiau yn 'memory matters' neu'n 'glinig cof', neu'n rhyw enw arall. Mae'n opsiwn defnyddiol, ac os yw'n cael ei gynnig, rwy'n eich cynghori i fanteisio arno. Bydd y math hwn o gwrs yn mynd â chi drwy'r problemau rydych chi'n debygol o ddod ar eu traws nawr, a bydd yn eich galluogi i feddwl am y dyfodol a gwneud cynlluniau ar gyfer yr adeg pan fydd y clefyd yn datblygu. Byddai'n werth chweil i chi gymryd nodiadau yn ystod y cwrs hwn oherwydd efallai y gwelwch chi fod yna lawer o wybodaeth yn cael ei rhannu, er na fydd angen y cyfan oll arnoch chi ar unwaith.

- Atgyfeiriad am ofal cymdeithasol (gweler isod).
- Atgyfeiriad (neu wybodaeth gyswllt) ar gyfer sefydliadau cymorth lleol a chenedlaethol fel Age UK, Alzheimer's Society, Action for Carers, Cyngor ar Bopeth, ac unrhyw gymorth lleol fel caffis dementia, grwpiau symbylu gwybyddol neu grwpiau cymorth i ofalwyr. Ar hyn o bryd efallai y byddwch yn teimlo nad oes angen unrhyw un ohonyn nhw arnoch chi, ond mae'n ddoeth gwneud nodyn o'r manylion oherwydd byddwch yn falch o wybod amdanyn nhw maes o law.

Gofal cymdeithasol

Mae'r rhan fwyaf ohonom ni'n ymwybodol bod gennym ni system gofal cymdeithasol yn ein gwlad. Yn y Deyrnas Unedig mae gan bawb hawl i gael cyngor am ddim gan ofal cymdeithasol, a bydd gan rai pobl hawl i wasanaethau am ddim a ddarperir gan y tîm gofal cymdeithasol. Efallai y byddwch chi'n meddwl bod gennych hawl i fwy na'r hyn y mae'r tîm gofal cymdeithasol yn ei gynnig neu efallai y byddwch chi'n meddwl nad oes angen eu gwasanaethau arnoch chi. Byddai'n ddoeth darganfod beth sydd ar gael yn eich ardal a bod yn ymwybodol o dan ba amgylchiadau y gallech chi alw ar eu cymorth. Mewn rhai ardaloedd mae meddygon yn wybodus iawn ac yn frwd i gynnwys gofal cymdeithasol pan fo angen. Mewn achosion eraill, mae'n ymddangos mai mater i'r unigolyn yw ceisio cymorth yn y maes hwn. Gallwch hunangyfeirio at y gwasanaethau cymdeithasol ac nid oes rhaid i chi aros hyd nes y bydd rhywun yn meddwl bod angen help arnoch i ymchwilio i'r hyn sydd ar gael.

Cofiwch, er bod cymorth am ddim gan ofal cymdeithasol yn destun prawf modd ac ar gael i'r rhai ar incwm isel yn unig, mae gan bawb yr hawl i gyngor a gwybodaeth am ddim, ni waeth a ydyn nhw'n gymwys i gael cymorth am ddim ai peidio. Mae Pennod 10 yn rhoi rhagor o wybodaeth i chi am sut i gael help a pha sefydliadau sydd ar gael mewn achosion unigol.

Gofalwr - gofalu am eich hunan

Mae'r adran benodol hon o'r bennod ar gyfer y person sy'n fwyaf uniongyrchol gyfrifol am ddarparu cymorth a chefnogaeth i berson sydd wedi cael diagnosis o ddementia. Fel arfer, cyfeirir at y bobl hyn fel 'y gofalwr'. Efallai nad ydych chi'n hoffi'r term hwn nac yn dymuno ei ddefnyddio, ond serch hynny, mae'n derm sy'n cael ei dderbyn a'i ddeall yn gyffredin ac mae'n cael ei ddefnyddio yn y rhan fwyaf o ddeunydd gwybodaeth a'r cyfryngau sy'n ymwneud â dementia.

Os mai chi yw'r person hwn – gofalwr rhywun â dementia – mae'n bwysig cofio y dylech fod yn ymwybodol o'ch lles eich hun. Os oes diagnosis newydd gael ei wneud, efallai y byddwch yn teimlo nad yw meddwl amdanoch chi eich hun yn bwysig iawn ar hyn o bryd, a'i bod yn bwysicach ystyried lles ac iechyd y sawl rydych chi'n gofalu amdano.

Cyn bo hir, fe welwch chi fod amser i chi eich hun yn mynd i fod yn rhywbeth prin. Nid wyf yn ceisio'ch dychryn chi, dim ond eich helpu i ddeall. I ddechrau, ychydig o help yn unig fydd ei angen ar rywun â dementia cyfnod cynnar – ychydig o gymhorthion cof, rhestr ysgrifenedig, calendr trefnus da a 'phroc' gennych chi (y prif ofalwr) bob hyn a hyn, efallai.

Ond mae dementia yn glefyd cynyddol, a'r peth y mae'r rhan fwyaf o bobl yn methu â'i ddeall yn y dyddiau cynnar yw *sut* mae dementia yn effeithio ar sut mae'r ymennydd yn gweithio. Nid yw'n fater o roi ychydig o help llaw i rywun gofio neu ysgrifennu rhestr o gyfarwyddiadau haws eu deall. Mae dementia yn ymosod ar graidd gallu a dealltwriaeth unigolyn. Mae pobl â dementia yn colli'r gallu i ddeall beth mae pethau'n cael eu defnyddio ar ei gyfer, sut i ddechrau tasg a bwrw ymlaen â hi, ble i fynd i ddod o hyd i eitemau bob dydd a phwy yw eraill mewn perthynas â nhw eu hunain. Yn y pen draw, nid dim ond mater o atgoffa rhywun i frwsio'i ddannedd ydyw: mae'n golygu dangos i'r unigolyn ble mae'r ystafell ymolchi, troi'r tapiau ymlaen ar ei gyfer, gosod y past dannedd ar y brwsh ac mae'n debygol, mewn gwirionedd, y bydd hefyd angen glanhau ei ddannedd drosto oherwydd nad yw bellach yn deall yr hyn sy'n rhaid iddo ei wneud.

Lluoswch y disgrifiad hwnnw o dasg hylendid fach â nifer yr holl bethau y mae'n rhaid i ni eu gwneud i weithredu yn y bywyd hwn, ac efallai y byddwch chi'n dechrau deall beth sydd o'ch blaen.

Mae'n debyg ei bod yn anoddach deall a delio â'r ffaith y bydd y person â dementia yn methu â diddanu ei hun wrth i amser fynd yn ei flaen. Mae hyn yn golygu na fydd yn gallu darllen llyfr i basio'r amser (mae'r gallu i ddarllen yn aml yn parhau, ond er mwyn mwynhau darllen llyfr mae'n rhaid i chi allu cofio'r hyn rydych chi wedi ei ddarllen ar y dudalen flaenorol), mynd am dro ar ei ben ei hun (rhag ofn iddo golli'r ffordd), mynd i siopa (fydd y person ddim yn cofio beth sydd ei angen arno yn y siop na sut i drafod arian), gwneud hobi, gwneud tasgau cyffredin neu hyd yn oed mewn rhai achosion gwylio'r teledu (mae rhai pobl â dementia yn mwynhau rhai rhaglenni teledu ond allan nhw ddim dilyn plot mwyach).

Yr hyn rwy'n ceisio ei egluro yw hyn: wrth i amser fynd yn ei flaen, bydd pobl â dementia angen rhywun gyda nhw *drwy'r amser*.

Gan fod baich cynyddol drwm yn disgyn ar y prif ofalwr, mae'n bwysig iawn bod y gofalwr hwn yn gofalu amdano'i hun. Yn gyntaf, dylech ofalu am eich iechyd eich hun. Cofiwch, os bydd rhywbeth yn digwydd i chi – salwch, arhosiad ysbyty, cwymp neu ddamwain – bydd rhaid i'r person rydych chi'n gofalu amdano dderbyn gofal. Gall hyn olygu arhosiad dryslyd yng nghartref perthynas neu mewn cartref gofal preswyl am na fydd yn gallu aros gartref ar ei ben ei hun. Cofiwch, hefyd, na fydd yn gallu gofalu amdanoch chi os byddwch chi'n mynd yn sâl. Wrth gwrs, nid oes modd i unrhyw un baratoi ar gyfer pob amgylchiad annisgwyl, ond gallwch o leiaf gymryd gofal i fwyta'n iawn, i gael digon o gwsg ac i gael unrhyw archwiliadau meddygol rheolaidd y cewch eich cynghori i'w cael.

Dylech hefyd gynllunio ar gyfer rhywfaint o seibiant – rhywfaint o amser i chi eich hun pan allwch ymgolli yn eich hobïau neu'ch diddordebau eich hun, gofalu am faterion cynnal a chadw arferol a mwynhau peidio â bod 'ar alwad'. Mae mwy am hyn yn gynharach yn y bennod, o dan 'Derbyn cymorth'.

Mae sefydliadau cymorth i ofalwyr a all helpu: grwpiau cymorth sy'n eich galluogi i gwrdd ag eraill yn yr un sefyllfa; clybiau a chaffis lle gallwch fynd gyda'ch anwylyd; a hyd yn oed sefydliadau sy'n trefnu gwyliau y gallwch chi a'r sawl rydych chi'n gofalu amdano eu mwynhau gyda'ch gilydd, lle darperir gofal a chymorth yn ogystal ag adloniant.

Gallwch ddarganfod mwy am yr holl ffynonellau cymorth a help ym Mhennod 10.

Pwyntiau allweddol

- Nid oes angen i ddiagnosis dementia fod yn ddiwedd y byd.
- Os ydych chi wedi darllen y llyfr hwn ac wedi cymryd y camau a awgrymir, rydych chi eisoes yn barod.
- Adolygwch eich cynlluniau a rhoi unrhyw beth sydd angen ei wneud ar waith nawr.
- Dysgwch am gymorth a byddwch yn barod i'w dderbyn.
- Ymchwiliwch i feddyginiaeth a therapi.
- Ymgyfarwyddwch â gweithwyr iechyd a gofal cymdeithasol.
- Os ydych chi'n ofalwr, gofalwch amdanoch chi eich hun.

Ôl-nodiadau

1 Mitchell, A.J. a Shiri-Feshki, M. (2009) 'Rate of progression of mild cognitive impairment to dementia – meta-analysis of 41 robust inception cohort studies.' *Acta Psychiatrica Scandinavica 119*, 4, 252–265. doi:10.1111/j.1600-0447.2008.01326.x

2 Fischer, P., Jungwirth, S., Zehetmayer, S., Weissgram, S., *et al.* (2007) 'Conversion from subtypes of mild cognitive impairment to Alzheimer dementia.' *Neurology 68*, 4, 288–291.

3 Bruscoli, M. a Lovestone, S. (2004) 'Is MCI really just early dementia? Asystematic review of conversion studies.' *International Psychogeriatrics 16*, 2, 129–140. doi:10.1017/S1041610204000092

4 Lorin, H. (2006) *Alzheimer's Solved (Condensed Edition)*. CreateSpace Independent Publishing Platform.

5 Livingston, G., Sommerlad, A., Orgeta, V., Costafreda, S.G., *et al.* (2017) 'Dementia prevention, intervention and care.' *The Lancet* 390, 10113.

Pennod 10

Ffynonellau cymorth, cyngor a chefnogaeth

Mae llawer o bobl yn amharod i ofyn am gymorth neu dderbyn cefnogaeth, ac mae hyn yn ymddangos yn arbennig o wir gyda phroblemau gwybyddol (hynny yw, anawsterau gyda'r cof). Gall gofyn am gymorth a chefnogaeth i reoli dryswch neu arafwch godi cywilydd ac mae'n bosibl mai dyna sydd i gyfri am yr amharodrwydd. Mae'n debyg na fyddai'r un bobl, y byddai'n well ganddyn nhw ymdopi gyda phroblem wybyddol ar eu pennau eu hunain, yn cael yr un anhawster pe bai angen help arnyn nhw oherwydd anhawster corfforol. Ychydig ohonom ni fyddai'n gwrthod defnyddio baglau ar ôl torri coes, er enghraifft, neu'n gwrthod defnyddio lifft pe baem ni'n cael trafferth dringo'r grisiau oherwydd cyflwr sy'n creu anabledd, fel arthritis.

Mae llawer o bobl yn benderfynol o fod yn annibynnol ac 'ymdopi'. Roeddwn i'n arfer gweld hyn pan oeddwn i'n helpu i redeg clinig diagnostig ar y cyd â seiciatrydd ymgynghorol a oedd yn arbenigo mewn iechyd pobl hŷn. Roedd ein clinig yn rhoi sylw arbennig i ddementia. Roedd y bobl fyddai'n cael eu hatgyfeirio i'n clinig â phroblemau cof, a fyddai wedyn yn cael diagnosis o ddementia, bob amser yn cael eu hatgyfeirio'n syth i dderbyn y gwasanaeth cymorth yr oeddwn i'n ei ddarparu.

Roedd ambell un yn croesawu'r cyfle i ofyn cwestiynau a chael gwybodaeth am y cyflwr, ond roedd amryw yn awyddus i osgoi'r sefyllfa – 'Diolch, ond rydyn ni'n dod i ben ar hyn o bryd. Fe wnawn ni ofyn am help pan fydd arnom ni ei angen'. Wrth gwrs, mae gan bawb yr hawl i wrthod cymorth, ond roeddwn i'n teimlo bod llawer yn gwrthod y cynnig am nad oedden nhw'n gallu cydnabod y byddai angen help arnyn nhw yn hwyr neu'n hwyrach. Byddai'r rhan fwyaf o'r bobl a fyddai'n gwrthod ein cymorth yn dychwelyd maes o law, ond roedd yn rhwystredig gwybod fod cymorth a gwybodaeth ar eu mwyaf defnyddiol yng nghamau cynnar dementia. Roedd hefyd yn rhwystredig pan fyddai pobl ond yn gofyn i ni am ein help pan fyddai pethau wedi cyrraedd y pen.

Ond beth am y rhai nad oedden nhw'n derbyn diagnosis? Nodwyd bod gan rai gyflwr meddygol penodol, nid dementia, a bod modd ei drin neu hyd yn oed ei wella unwaith y bydden nhw wedi eu hatgyfeirio i dderbyn yr arbenigedd cywir.

Nodwyd bod gan eraill amhariad gwybyddol ysgafn (MCI). Bydden nhw'n cael y tawelwch meddwl nad oedd ganddyn nhw ddementia – ac y gallen nhw wella heb unrhyw ymyrraeth neu ar ôl i gyflwr meddygol arall oedd yn effeithio ar eu gwybyddiaeth gael ei drin. Efallai y bydden nhw'n aros yr un fath: byddai eu MCI yn parhau ond ni fyddai'n datblygu i fod yn ddementia. Fodd bynnag, byddem yn eu rhybuddio bob amser y gallai'r cyflwr ddatblygu ac y gallen nhw hefyd, mewn blwyddyn neu ddwy neu'n gynharach efallai, dderbyn y diagnosis roedden nhw'n ei ofni.

Fel arfer, byddai'r bobl hyn yn gofyn beth gallen nhw ei wneud i'w helpu eu hunain. Fel arfer, byddem yn eu cynghori'n gyffredinol i fyw'n iach ac 'i fwrw iddi fel arfer'. Os oedd y symptomau'n gwaethygu a'u bod nhw'n poeni, bydden nhw'n cael dychwelyd yn ddiweddarach.

Gan mai dementia oedd fy mhwnc ac nid MCI, nid oeddwn i'n cael rhoi cyngor i'r bobl hyn am nad oedd ganddyn nhw ddiagnosis o ddementia. Pe gallwn i fod wedi eu cynghori, byddwn wedi eu cyfeirio at ffynonellau cymorth a gwybodaeth, fel y rhai sy'n cael eu rhestru isod.

Nid yw derbyn cymorth o reidrwydd yn golygu siarad â chynghorydd. Nid yw pawb eisiau'r math yma o gyswllt un-i-un. Mae yna lawer o ffynonellau sy'n cynnig cymorth, cyngor a gwybodaeth. Mae'r llyfr hwn yn cynnig un math o gymorth (ac rydw i'n gobeithio ei fod yn ddefnyddiol i chi). Efallai y byddai'n well gennych chi edrych ar ffynonellau gwybodaeth eraill ar-lein, ac mae gan y rhan fwyaf o sefydliadau wefannau y gallwch eu cyrchu. Mae'n well gan rai fynd i le canolog o hyd – fel y llyfrgell gyhoeddus leol – i gael gafael ar wybodaeth. Yn wir, dewis rhai fydd siarad â chynghorydd wyneb yn wyneb neu dros y ffôn. Mae yna ffynonellau lleol mwy anffurfiol hefyd fel caffis dementia, grwpiau cymorth cymunedol a grwpiau cymdeithasol nad ydyn nhw wedi'u hanelu'n benodol at MCI, ond lle gallwch ddod o hyd i gymorth priodol.

Nid yw'r ffynonellau cymorth i'r rhai sydd ag MCI ddim mor amlwg. Efallai yr hoffech chi ystyried eich problemau unigol, er enghraifft, colli cof tymor byr, anhawster rheoli rhai agweddau ar eich bywyd, neu broblemau yn dod o hyd i'r ffordd, ac y byddwch eisiau chwilio am gymorth penodol ar gyfer yr agwedd benodol honno.

Cymhorthion ac offer i helpu gyda bywyd bob dydd

Independent Living: Mae'r sefydliad hwn yn darparu gwybodaeth ddiduedd am fyw'n annibynnol gydag anabledd. Nid ydynt yn rhan o elusen nac yn un o gyrff y llywodraeth. Maen nhw'n darparu gwybodaeth am gynnyrch a gwasanaethau a gall defnyddwyr gofrestru i dderbyn e-gylchlythyr newyddion wythnosol. Nid ydynt yn ymdrin â phroblemau cof neu faterion sy'n gysylltiedig â dementia yn unig, ond mae digon o wybodaeth am y materion hyn. Mae ganddyn nhw adran bwrpasol ar eu gwefan ar gyfer materion gwybyddol:

> www.independentliving.co.uk/il-editorials/dementiacognitive-impairment

Cyngor a chefnogaeth ar gyfer problemau gwybyddol

Alzheimer's Society: Elusen gofrestredig sy'n gweithredu yng Nghymru, Lloegr a Gogledd Iwerddon. Mae'n darparu gwybodaeth ac yn codi arian ar gyfer ymchwil i bob math o ddementia. Mae yna wasanaeth cymorth 'ymarferol' hefyd sy'n helpu pobl sydd â diagnosis o ddementia. Darperir gwahanol lefelau o wasanaeth mewn gwahanol feysydd yn dibynnu ar gyllid. Fel arfer, mae'r gwasanaethau sy'n cael eu cynnig ar gyfer pobl sydd wedi cael diagnosis 'swyddogol' o ryw fath o ddementia, ond gall pawb gael gafael ar yr wybodaeth ar y wefan. Mae dolenni i wasanaethau eraill: www.alzheimers.org.uk

> www.alzheimers.org.uk/cymru

Cyngor a chefnogaeth arall, gan gynnwys cyngor ariannol

Cyngor ar Bopeth: Rhwydwaith o elusennau annibynnol sy'n cynnig cyngor cyfrinachol ar-lein, dros y ffôn, ac yn bersonol, gyda'r cyfan am ddim. Maen nhw'n datgan eu bod yn annibynnol ac yn gwbl ddiduedd. Maen nhw'n rhoi cyngor ar hawliau defnyddwyr ac arweiniad ar bensiwn[1] i bobl dros 50 oed. Gallwch fwrw golwg ar eu gwefan, ymweld ag un o'u canolfannau lleol yn bersonol neu gael cyngor dros y ffôn ar bob math o broblemau. Os nad ydyn nhw'n ymdrin â'r broblem benodol sydd gennych chi, byddan nhw'n eich cyfeirio at wasanaeth a all helpu:

www.citizensadvice.org.uk/cymraeg/

Age Cymru ac Age UK: Maen nhw'n cynnig pob math o gymorth, cyngor a gwybodaeth am faterion ariannol a chyfreithiol, iechyd wrth heneiddio a gofal a chymorth. Gallwch ddarganfod mwy ar eu gwefan. Maen nhw'n cynnig gwasanaethau lleol hefyd fel gofal traed, gwasanaeth tasgau'r tŷ, cymorth dementia, siopa a gweithgareddau cymdeithasol. Mae'r amrywiaeth o wasanaethau sydd ar gael yn amrywio o le i le felly mae'n well holi'n lleol neu gallwch chwilota ar eu gwefan er mwyn gweld beth sydd ar gael yn eich ardal chi: www.ageuk.org.uk/cymraeg/age-cymru/ein-gwaith/yn-eich-ardal-chi/

Gwybodaeth am dalu am ofal

Independent Age: Mae'r sefydliad hwn yn darparu cyngor clir, diduedd ac am ddim ar ofal a chymorth, arian a budd-daliadau ac iechyd a symudedd:

www.independentage.org

Gofalwyr Cymru

Yn cynnig gwybodaeth, cyngor a chefnogaeth arbenigol i ofalwyr.

www.carersuk.org/cy/wales

Alzheimer's Society Cymru

Dalen ffeithiau Talu am ofal a chymorth yng Nghymru.

w532wel-paying_for_care_and_support_in_wales-talu_am_ofal_a_chymorth_yng_nghymru.pdf (alzheimers.org.uk)

Ewyllysiau

Mae sawl gwefan a llyfr all eich helpu gydag ysgrifennu ewyllys, fel:

www.gov. uk/make-will

www.ageuk.org.uk/cymraeg/age-cymru/gwybodaeth-a-chyngor/arian--cyfreithiol/materion-cyfreithiol/gwneud-ewyllys/

Atwrneiaeth

Mae'r gweithdrefnau a'r rheolau ynghylch atwrneiaeth yn gymhleth, ac er y gallwch lunio eich atwrneiaeth eich hun (gallwch lawrlwytho ffurflen neu anfon am ffurflen i'w llenwi), mae'n well gan lawer o bobl gael cyfreithiwr i wneud y gwaith ar eu rhan. Gallwch gael gwybodaeth a lawrlwytho'r ffurflenni o wefan y llywodraeth:

www.gov.uk/atwrneiaeth

Gyrru

Mae ystadegau'n dangos nad yw pobl hŷn o reidrwydd yn fwy tueddol o gael damweiniau gyrru ac nid ydynt ychwaith yn yrwyr llai abl. Credir bod profiad gyrru a gofal yn gwneud iawn am ymatebion cyflymach posibl gyrwyr iau. Fodd bynnag, mae llawer o yrwyr hŷn yn teimlo'n llai hyderus wrth yrru ar ffyrdd mwy anghyfarwydd, ac mae'n debyg na fydd gyrwyr hŷn mor gyfarwydd â newidiadau a gyflwynwyd yn ddiweddar i Reolau'r Ffordd Fawr. Os ydych chi'n teimlo bod arnoch angen hwb i'ch hyder neu yr hoffech gael sicrwydd bod eich sgiliau gyrru yn cyrraedd y safon, gall sawl sefydliad helpu. Yn hytrach na mynd at hyfforddwr gyrru traddodiadol i gael gwersi gloywi, gallai fod yn werth chweil i chi gymryd asesiad wedi'i ddylunio'n benodol gyda gyrwyr hŷn mewn golwg. Mae'r rhan fwyaf o'r sefydliadau sy'n cynnig asesiadau o'r fath yn pwysleisio eu bod yn cynnig asesiad cyfrinachol un-i-un ac nad ydyn nhw'n rhannu'r canlyniad gydag unrhyw drydydd parti. Felly bydd modd i chi fachu ar y cyfle i wirio'ch sgiliau gyrru heb deimlo eich bod 'ar brawf'. Mae rhai sefydliadau fel y **Gymdeithas Frenhinol er Atal Damweiniau** (RoSPA) neu **IAM RoadSmart** (Institute of Advanced Motorists gynt) yn gweithredu ym mhob rhan o'r wlad, gyda llawer o gynghorau lleol yn cynnal cynlluniau asesu gyrwyr yn eu hardaloedd eu hunain. Fel arfer, bydd yn rhaid i chi dalu am asesiad o'r fath:

www.roadar.org.uk/drivers/driving-assessments htm

www.iamroadsmart.com/courses/mature-driver-review

Os ydych chi'n rhan o ddamwain modur, gall yr heddlu weithiau fynnu eich bod yn cymryd asesiad gyrru. Yn yr un modd, os cewch eich dal yn goryrru, mae'n bosibl y cewch gynnig y cyfle i fynychu cwrs ymwybyddiaeth cyflymder yn hytrach na thalu dirwy. Yn y naill achos neu'r llall, mae'n werth derbyn y cyfle i fynychu asesiad neu gwrs oherwydd gallai helpu i wella'ch gyrru.

Ffyrdd eraill o deithio

Mae pobl dros 60 oed yn y Deyrnas Unedig yn gymwys i gael pàs bws sy'n golygu y gallan nhw deithio am ddim o fewn oriau penodol. Mae rhai awdurdodau lleol yn caniatáu teithio yn ystod oriau brig y bore hefyd ac mewn rhai ardaloedd gellir defnyddio'r pàs bws ar dramiau, trenau neu mewn tacsis. Mae pasys bws yn cael eu rhoi gan gynghorau lleol felly gwiriwch wefan eich cyngor lleol neu gofynnwch yn swyddfa'r cyngor i weld a ydych chi'n gymwys.

Mae llawer o gynghorau lleol yn gweithredu gwasanaeth bws mini cost isel o ddrws i ddrws. Fel arfer, bydd yn rhaid i chi gofrestru ar gyfer y gwasanaeth hwn a bydd tâl, ond y fantais yw eich bod yn cael gwasanaeth o ddrws i ddrws ac mae'r cerbydau'n addas ar gyfer pobl fregus neu anabl. Cysylltwch â'ch cyngor lleol neu eich llyfrgell gyhoeddus leol i gael gwybod beth sydd ar gael.

Mae yna lawer o wasanaethau cludiant cymunedol lleol sy'n defnyddio gyrwyr gwirfoddol. Unwaith eto, bydd angen i chi ofyn yn lleol beth sydd ar gael. I ddefnyddio'r gwasanaeth hwn, bydd angen i chi fel arfer archebu ymlaen llaw a disgwylir cyfraniad bach tuag at gostau tanwydd, ond yn union fel y gwasanaeth uchod, cewch wasanaeth o ddrws i ddrws.

I'r rhai sy'n well ganddyn nhw dalu'n breifat, mae'n werth bwrw golwg ar wasanaethau fel **Driving Miss Daisy.** Dyma maen nhw'n ei ddweud ar eu gwefan:

> Rydym yn darparu cludiant a gwasanaethau gyrru cydymaith i bobl oedrannus, plant, pobl anabl ac i unrhyw un sy'n methu â gyrru o A i B. Rydym yn cynnig annibyniaeth a thawelwch meddwl i chi, gan eich galluogi i fynd allan, mwynhau, a chael chwa o awyr iach. Mae ein gwasanaeth arbennig hefyd yn eich helpu i fynd i mewn ac allan o'r car, mynd i apwyntiadau, siopa ac yn cynnig cwmni i chi ar wibdeithiau.
> Darperir ar gyfer anghenion arbennig gan gynnwys cymorth gyda ffrâm gerdded [ffrâm Zimmer] neu gadair olwyn.
>
> https://drivingmissdaisy.co.uk

Plastigrwydd yr ymennydd

Er gwaethaf yr honiadau lu a wneir gan weithgynhyrchwyr 'gemau ymennydd', nid oes tystiolaeth ar hyn o bryd i brofi bod chwarae gemau ymennydd yn helpu i wella gwybyddiaeth mewn gwirionedd. Os ydych chi'n chwarae gêm yn aml, y consensws cyffredinol yw y byddwch yn gwella, ond wrth chwarae'r gêm benodol honno yn unig. Mae'r un peth yn wir am wneud croeseiriau a phosau geiriau eraill. Os ydych chi'n mwynhau gwneud posau o'r fath, yna daliwch ati i'w gwneud ar bob cyfrif, ond mae'n annhebygol y byddan nhw'n gwella pŵer eich ymennydd ar eu pennau eu hunain.

Fodd bynnag, credir y gallwch barhau i wella plastigrwydd eich ymennydd (gweler Pennod 5) yn ddiweddarach mewn bywyd trwy fwynhau gweithgareddau a phrofiadau newydd a thrwy ddysgu sgiliau newydd. Dyma rai ffynonellau gwybodaeth a syniadau, ond mewn gwirionedd, mae'n debyg bod dysgu unrhyw beth newydd o fudd, felly nid yw'r rhestr hon yn gynhwysfawr o bell ffordd.

Dysgu iaith newydd: mae llawer o lyfrau a chyrsiau sain ar gael yn ogystal â 'dosbarthiadau nos' confensiynol. Mewn sawl maes, mae **Prifysgol y Drydedd Oes** (U3A) yn cynnal dosbarthiadau sgwrsio mewn gwahanol ieithoedd. Os ydych chi'n mwynhau gemau ar-lein, rhowch gynnig ar:

www.duolingo.com

Dysgu pwnc newydd: mae cost dosbarthiadau yn broblem i rai; dyma un ffynhonnell ddysgu dda sy'n rhad ac am ddim:

www.futurelearn.com

Dysgu offeryn cerdd neu ganu mewn côr: Mae cerddoriaeth yn ffordd o ymlacio, yn therapiwtig ac yn hwyl, ac rydyn ni'n gwybod fod canu'n gwella'r cof. Mae nifer o grwpiau 'Canu i'r Ymennydd' yn y Deyrnas Unedig, ac mae'r gwasanaeth hwn yn cael ei drefnu gan Alzheimer's Society. Ond mae yna lawer o grwpiau cerddoriaeth, corau cymunedol a grwpiau 'Canu am Hwyl' hefyd. Efallai y byddai'n werth edrych ar yr hyn sy'n cael ei drefnu gan eich cyngor lleol. Os oes gennych chi ddiddordeb mewn cerddoriaeth yn hytrach na chanu, unwaith eto, mae'n werth edrych i weld beth sydd ar gael yn lleol o ran grwpiau gwerthfawrogi cerddoriaeth. Mae cerddoriaeth yn un maes lle gallwch fwynhau'r manteision o gysur eich cartref drwy wrando ar y radio, ar record neu CD neu drwy lawrlwytho cerddoriaeth ar eich dyfais rhyngrwyd:

> www.alzheimers.org.uk/get-support/your-supportservices/singing-for-the-brain www.singforfun.co.uk
>
> https://communitychoirsuk.com

'Cân y Gân': Casgliad o 20 trac o sawl degawd. Prosiect ar y cyd rhwng Prifysgol Bangor, Merched y Wawr, y Ganolfan Ymchwil Heneiddio a Dementia, a Sain.

> https://open.spotify.com/playlist/4jCQHtXNTS6wFt7hQLRC8p

Papur ymchwil: Williams, N. (2012), '"Y Golau a Ddychwel": Cerddoriaeth a dementia yng Nghymru', *Gwerddon*, 10/11, 113-31.

https://doi.org/10.61257/FAOT4067

Os, er gwaethaf yr holl awgrymiadau uchod, yr hoffech roi cynnig ar rai gemau ymennydd ar-lein, mae'n werth edrych ar:

www.memory-improvement-tips.com/brain-games html

www.lumosity.com/en

Gwella o strôc

Gall strôc gael effaith ddinistriol ar unigolyn ond mae'n werth cofio bod llawer o bobl yn gwella'n dda ac yn gallu dysgu defnyddio eu coesau a'u breichiau eto, gwella eu lleferydd os effeithiwyd arno a defnyddio 'plastigrwydd' yr ymennydd i ailddysgu llawer o'r galluoedd a gollwyd oherwydd y strôc:

www.stroke.org.uk

Mae'r **Stroke Association** (gwefan uchod) yn cynnal gwasanaethau cymorth lleol mewn sawl ardal ac mae'r wefan yn cynnig cymorth a gwybodaeth.
Llyfr defnyddiol a manwl iawn i unrhyw un sy'n dymuno gweithio'n galed ar eu hadferiad eu hunain yw: **Janet Carr a Roberta Shepherd** (2003) *Stroke Rehabilitation – Guidelines for Exercise and Training to Optimize Motor Skill*, cyhoeddwyd gan Elsevier

Gofal cymdeithasol

Os ydych chi'n teimlo bod angen cymorth arnoch gan y tîm gofal cymdeithasol (yr hyn y mae'r rhan fwyaf o bobl yn ei olygu wrth gyfeirio at y 'gwasanaethau cymdeithasol'), cysylltwch ag adran gwasanaethau cymdeithasol eich cyngor lleol i gael asesiad o'ch anghenion gofal. Cofiwch fod unrhyw gymorth a ddarperir yn destun prawf modd ac efallai y bydd yn rhaid i chi dalu am rywfaint neu'r cyfan o'r gost. Gallwch ddod o hyd i'r cyswllt lleol ar gyfer gofal cymdeithasol ar wefan eich cyngor lleol neu drwy'r llyfrgell leol neu Cyngor ar Bopeth.

Materion ariannol, gan gynnwys talu am ofal

Mae talu am ofal yn ffactor pwysig yn y penderfyniadau niferus y mae'n rhaid eu gwneud wrth i ni heneiddio. Rwy'n gwybod ar sail trafodaethau gyda chleientiaid mai dyma un o'r meysydd anoddaf i fynd i'r afael ag ef. Mae dwy ochr i hyn. Y cyntaf yw'r ffaith nad yw llawer o bobl yn teimlo y dylen nhw orfod talu am ofal os oes arnynt ei angen oherwydd dementia. Mae hon yn ddadl ddilys iawn oherwydd mae dementia yn salwch corfforol, ac eto mae'r llywodraeth yn trin anghenion gofal gyda dementia fel 'angen cymdeithasol' yn unig.

Yr ail ffactor yw cost uchel gofal, yn enwedig gofal preswyl. Er y gall darparwyr gofal roi disgrifiad da a dadansoddiad digonol o'r costau a dangos sut mae'r costau'n cael eu cyfrifo, mae'r arian dan sylw yn dal i ymddangos yn warthus. Gall costau gofal preswyl ddihysbyddu cynilion rhywun yn gyflym iawn.

Mae rhai pobl yn cynllunio ymlaen llaw ar gyfer y posibilrwydd y bydd angen gofal yn y dyfodol. Mae yna nifer o gwmnïau sy'n arbenigo ym maes helpu pobl i gynllunio ar gyfer y posibilrwydd hwn. Gallwch gael cyngor ar drefnu eich cyllid i ystyried costau gofal gan lawer o ffynonellau preifat. Os ydych chi'n poeni am ffioedd cartrefi gofal a gofal iechyd parhaus, ewch i: https://caretobedifferent.co.uk Mae **Helpwr Arian,** gwasanaeth cynghori ariannol y llywodraeth, yn rhoi gwybodaeth amrywiol am faterion ariannol gan gynnwys costau gofal:

www.moneyhelper.org.uk/cy

Gall **Cyngor ar Bopeth** (gweler t. 211) roi cymorth gyda phroblemau ariannol fel dyledion, pensiynau a derbyn budd-daliadau.

Mae **Age Cymru** ac **Age UK** (gweler t. 211) hefyd yn cynnig cyngor defnyddiol am ddim am gostau gofal.

Mae gan y llywodraeth wefan gyffredinol gyda gwybodaeth am fudd-daliadau: www.gov. uk/cymraeg/budddaliadau

Bywyd bob dydd

Mae angen i bobl hŷn fod yn fwy ymwybodol o'r risg o gwympo a damweiniau, a dylai pobl ag MCI gymryd gofal ychwanegol. Fel y nodwyd eisoes ym mhenodau'r llyfr hwn, cwympiadau yw un o brif achosion mynd i'r ysbyty a bregusrwydd yn y dyfodol. Mae llawer o gwympiadau'n digwydd yn y cartref, felly mae'n werth gwirio neu gael rhywun arall i wirio eich cartref gyda chi i leihau'r risgiau o gwympo. Gall hyd yn oed rhywbeth mor syml â gwella goleuadau wneud byd o wahaniaeth. Mae'r wefan hon yn rhoi rhai awgrymiadau defnyddiol:

> www.healthinaging.org/tools-and-tips/home-safety-tipsolder-adults

Mae gan y **Gymdeithas Frenhinol er Atal Damweiniau** (RoSPA) wybodaeth ddefnyddiol hefyd:

> www.rospa.com/Home-Safety

Mae rhai pobl yn gymwys i gael asesiad o'r cartref am ddim gan **therapydd galwedigaethol** – gall eich meddyg eich cynghori a ydych chi'n gymwys i gael hyn. Os na allwch gael asesiad am ddim, gallwch dalu am asesiad proffesiynol ac efallai y bydd hyn yn werth chweil. Nod therapyddion galwedigaethol yw helpu pobl i weithredu mor annibynnol â phosibl:

https://rcotss-ip.org.uk/what-is-occupational-therapy

Mae rhai cynghorau lleol yn cynnal cyrsiau cost isel neu am ddim i oedolion hŷn sy'n helpu i wella eu cydbwysedd a rhyddid eu symudiadau. Mae cyrsiau tebyg yn cael eu cynnig hefyd gan ganolfannau hamdden a champfeydd lleol. Mae llawer o fentrau mewn gwahanol feysydd yn ymwneud â diogelwch ac atal cwympiadau. Y peth gorau i'w wneud er mwyn dysgu beth sydd ar gael yn eich ardal yw holi'ch llyfrgell gyhoeddus leol, eich meddygfa neu Cyngor ar Bopeth.

Mewn rhai ardaloedd, mae **Action for Carers** yn cynnal cyrsiau ac yn rhoi hyfforddiant i ofalwyr ar godi a chario, felly os ydych chi'n gofalu am rywun ac yn gorfod ei helpu'n gorfforol, mae'n werth darganfod a yw hyn ar gael yn lleol i chi. Gall hyn fod ar gael hefyd gan sefydliadau gwirfoddoli lleol eraill.

Mewn rhai ardaloedd, gallwch gael larymau mwg a larymau carbon monocsid wedi'u gosod yn rhad ac am ddim os ydych chi'n oedrannus ac yn cael eich ystyried yn fregus. I ddarganfod beth sydd ar gael, mae'n well holi yn eich swyddfa cyngor lleol neu yn eich llyfrgell gyhoeddus leol.

Bywyd cymdeithasol a gwella unigrwydd

Nid yw pawb yn naturiol hyderus a chymdeithasol. Fodd bynnag, mae'n bwysig i les a bywiogrwydd meddyliol ein bod yn cadw mewn cysylltiad â chymdeithas a chysylltu'n rheolaidd ag eraill. Hyd yn oed os ydych chi'n cael anhawster gadael y tŷ oherwydd anabledd neu fregusrwydd, nid oes angen i hynny eich atal rhag cael cyswllt cymdeithasol. Nid yw hyn o reidrwydd yn golygu cwrdd â phobl mewn grwpiau neu fynd i glybiau yn unig; os ydych chi'n sgwrsio'n rheolaidd â'ch cymdogion, yn cwrdd ag eraill wrth gerdded y ci neu'n sgwrsio â'r person wrth y til yn yr archfarchnad, mae pob un ohonyn nhw'n enghreifftiau o 'gyswllt cymdeithasol'. Os ydych chi'n perthyn i unrhyw ystafelloedd sgwrsio ar-lein neu'n cyfathrebu trwy fforwm ar-lein, mae hyn yn gyswllt cymdeithasol hefyd

Felly, mae'n anodd osgoi cyswllt cymdeithasol mewn gwirionedd. Er hynny, mae unigrwydd yn broblem fodern, gyda chanran uchel o bobl, yn enwedig pobl oedrannus, yn dweud eu bod yn teimlo'n unig ac ynysig. Yn aml, gall ymdeimlad o unigrwydd ddatblygu yn dilyn marwolaeth cymar – yn enwedig os ydych chi bob amser wedi gwneud pethau 'fel cwpl' neu ar ôl symud tŷ – wrth i'ch rhwydweithiau bob dydd newid neu ddiflannu.

Mae yna rai ffyrdd syml o wella faint o gyswllt rydych chi'n ei gael ag eraill a theimlo'n llai ynysig. Mae'n werth dechrau trwy ehangu'r cysylltiadau sydd gennych chi. Os byddwch yn cyfarch cymydog yn rheolaidd, gallech ymestyn y sgwrs honno trwy ganmol yr ardd neu wneud sylw am y car newydd. Os yw'n mynd allan i'r gwaith ac yn brysur bob amser, gallech gynnig cymryd pecynnau ar ei ran neu wneud cymwynas arall fel eich bod yn dod i'w adnabod ychydig yn well. Os ydych chi'n dweud 'helo' wrth eraill pan fyddwch yn cerdded y ci, ceisiwch sgwrsio â nhw ychydig yn hwy y tro nesaf y byddwch yn eu gweld. Mae llawer o bobl yn sôn am y ffrindiau maen nhw wedi'u gwneud trwy eu hanifeiliaid anwes.

The Silver Line: Mae'r elusen gofrestredig hon yn cynnig cyngor a gwybodaeth i bobl hŷn ac, yn benodol, mae'n cynnig 'gwasanaeth cyfeillgarwch' ar ffurf galwadau ffôn. Maen nhw'n cynnig gwasanaeth o'r enw 'Silver Circles' hefyd lle gall pobl sydd â diddordebau cyffredin drafod pynciau sydd o ddiddordeb iddyn nhw dros y ffôn gyda grŵp:

www.thesilverline.org.uk

Gwirfoddoli

Mae llawer o bobl yn dweud bod gwirfoddoli yn ffordd dda o wneud ffrindiau newydd ac adeiladu cylch cymdeithasol. Mae yna alw am wirfoddolwyr o hyd, er bod y rheolau ynglŷn â fetio a hyfforddi gwirfoddolwyr yn llawer llymach bellach. Mae hyn yn golygu bod llawer o bobl yn ymatal rhag gwirfoddoli wrth feddwl am orfod cael gwiriadau diogelwch a rhaglenni hyfforddi diflas. Fodd bynnag, mae faint o hyfforddiant y bydd yn rhaid i chi ei wneud yn dibynnu ar y rôl wirfoddoli y byddwch chi'n ymgymryd â hi, felly peidiwch â rhoi'r gorau i'r syniad o wirfoddoli heb ofyn yn gyntaf.

Mae **Doit.life** yn gronfa ddata o gyfleoedd gwirfoddoli yn y Deyrnas Unedig. Gallwch chwilio am yr hyn sydd ar gael yn

eich ardal leol neu ar gyfer y maes sydd o ddiddordeb i chi. Mae miliwn a mwy o gyfleoedd gwirfoddoli wedi'u rhestru. Gallwch wneud cais ar-lein hefyd.
Yr honiad yw bod hyn yn 'gwneud gwirfoddoli'n hawdd'.

Gallwch hefyd chwilio am gyfleoedd yn eich ardal benodol chi trwy wirio gyda'ch cyngor lleol neu yn eich llyfrgell gyhoeddus leol.

Cymryd rhan mewn ymchwil

Gallwch wirfoddoli a helpu eich hun hefyd, trwy ymuno â **PROTECT Study**, astudiaeth ymchwil sy'n cael ei chynnal gan Brifysgol Caerwysg a King's College Llundain mewn partneriaeth â'r GIG. Ei nod yw deall sut mae ymennydd iach yn heneiddio a pham mae pobl yn datblygu dementia. Mae'r astudiaeth yn recriwtio pobl 50 oed ac yn hŷn sy'n byw yn y Deyrnas Unedig a heb ddiagnosis o ddementia. Rhaid i chi fod yn hyderus wrth ddefnyddio cyfrifiadur a rhaid cael mynediad ar-lein i ymuno: www.protectstudy.org.uk

Iechyd

Mae llawer o wefannau cymorth y GIG wedi'u hanelu at bobl ag anghenion iechyd penodol. Gallwch chwilio ar-lein am unrhyw broblem iechyd benodol. Mae yna lawer o wefannau 'amgen' hefyd a gall fod yn anodd penderfynu pa gyngor i ymddiried ynddo. Un dull yw edrych a yw'r wefan neu'r ffynhonnell benodol yn hysbysebu cynnyrch penodol. Nid yw safleoedd sy'n hysbysebu o reidrwydd yn annibynadwy, fodd bynnag, oherwydd efallai bod rhywfaint o'r hysbysebu yn helpu i gadw'r costau i lawr, a bydd rhai elusennau yn derbyn hysbysebion am y rheswm hwn. Ond os yw gwefan yn hysbysebu un cynnyrch penodol *yn unig*, mae'n werth gwirio'r wybodaeth yn erbyn gwefannau eraill a thrafod unrhyw gyngor gyda chynghorydd iechyd dibynadwy. Byddwch yn ofalus, hefyd, o unrhyw gynnyrch sy'n honni ei fod yn 'gwella' problemau meddygol – yn enwedig problemau yr ystyrir na ellir eu gwella ar hyn o bryd. Mae llawer o gynnyrch o'r fath yn ddiniwed ac efallai yr hoffech chi roi cynnig arnyn nhw i weld a ydyn nhw'n lleddfu'ch symptomau, ond gwiriwch bob amser a allai'r cynnyrch adweithio gydag unrhyw feddyginiaeth rydych chi'n ei chymryd. Gofynnwch i'ch fferyllydd am hyn gan eu bod yn wybodus iawn am adweithiau rhwng cyffuriau a rhwng meddyginiaeth a ragnodir a dewisiadau 'amgen'.

Ymarfer Corff

Mae'r holl ymchwil yn dangos bod ymarfer corff synhwyrol yn dda i iechyd ac mae hyn yn cynnwys iechyd yr ymennydd. Mae gan lawer o ardaloedd grwpiau 'Cerdded ar gyfer Iechyd' y bydd meddygon weithiau hyd yn oed yn eich cyfeirio atyn nhw. Mewn rhai ardaloedd, bydd meddygon yn rhoi 'presgripsiwn ymarfer corff' i chi, gan weithio gyda champfa neu ganolfan chwaraeon leol. Os rhowch eich cod post, bydd y wefan hon yn eich cyfeirio at grwpiau Cerdded ar gyfer Iechyd yn eich ardal chi, www.walkingforhealth.org.uk.

Gwyliau â chymorth

Mae llawer o bobl hŷn sydd â'u problemau iechyd eu hunain hefyd yn cefnogi cymar sydd angen gofal dyddiol. Mae gallu mynd ar wyliau yn anodd weithiau. Mae yna grwpiau sy'n arbenigo mewn trefnu gwyliau i bobl hŷn ac sy'n darparu ar gyfer y rhai sydd â phroblemau corfforol (a gwybyddol weithiau). Mae llawer o'm cleientiaid yn argymell **Warner Leisure Hotels** gan eu bod yn rhoi profiad da heb wneud i bobl deimlo eu bod wedi'u gosod ar wahân i weddill cymdeithas:

www.warnerleisurehotels.co.uk

Os oes angen cymorth mwy penodol arnoch chi a'ch cymar, mae **Revitalise** yn trefnu gwyliau i bobl ag anghenion gofal penodol gan gynnwys problemau gwybyddol, ac maen nhw'n cynnig gweithgareddau a gwibdeithiau ar eu gwyliau sy'n cynnwys gofal dan arweiniad nyrsys i'r rhai mae ei angen arnynt:

www.revitalise.org.uk

Cofiwch hefyd fod gan y rhan fwyaf o westai a chanolfannau gwyliau gyfleusterau ar gyfer y rhai sydd ag anghenion gofal ychwanegol erbyn hyn. Mae'n werth holi cyn i chi archebu. Gall rhai pobl gael siom ar yr ochr orau o ddarganfod y gallwch ymdopi â gwyliau neu wibdaith gydag ychydig o gymorth ychwanegol, a chithau wedi tybio nad oedd hyn yn bosibl.

Byw gyda thechnoleg newydd

Yn y bennod hon, rydw i wedi eich cyfeirio at wefannau ar gyfer llu o weithgareddau ac wedi rhoi cyngor ar ganolfannau gwybodaeth. Mae'n wir bod llawer o bobl hŷn yn ei chael hi'n anodd meistroli technoleg newydd, ac yn y rhan fwyaf o achosion gallwch ddal i gael gwybodaeth trwy ffonio neu holi'n bersonol mewn llyfrgelloedd cyhoeddus, swyddfeydd cyngor, canolfannau iechyd a lleoedd tebyg. Ond mae'r byd gwybodaeth yn symud yn gyflym, a bydd gallu defnyddio technoleg fel ffonau clyfar, cyfrifiaduron a dyfeisiau cerddorol o fantais aruthrol i chi. Os nad oes gennych chi ddementia, mae'n debygol iawn y gallwch chi ddysgu defnyddio dyfais dechnegol hyd yn oed os ydych chi'n meddwl ei fod y tu hwnt i chi. Wrth gwrs, mae pobl iau yn dysgu defnyddio technoleg yn gynt, ond mae yna sawl ffordd o ddysgu'r hyn yr hoffech ei ddysgu.

Er enghraifft, mae siopau ffonau symudol wedi hyfforddi gwerthwyr sydd wedi arfer dangos i ddefnyddwyr hŷn sut i drin eu dyfeisiau gan gymryd yr amser i'ch helpu. Un ffordd wych o ddysgu sut i ddefnyddio unrhyw ddyfais TG yw gofyn i berson iau ddangos i chi. Bydd wyrion yn aml yn hapus iawn i ddangos eu gwybodaeth ac yn mwynhau eich helpu i ddeall sut i ddefnyddio ffôn neu iPad, er enghraifft. Mae llawer o golegau a chanolfannau addysg lleol yn cynnig cyrsiau neu weithdai i helpu pobl hŷn i ymgyfarwyddo â thechnoleg newydd.

Mae **AbilityNet** yn helpu pobl sy'n hŷn neu'n anabl i reoli technoleg newydd ac mae hyd yn oed yn cynnig gwasanaeth 'ymweliad cartref'. Mae'n cynnig nifer o wasanaethau cymorth ar-lein hefyd i'ch helpu i ddefnyddio cyfrifiadur:

www.abilitynet.org.uk

Yn ogystal, mae'n werth gwirio pa wasanaethau dysgu a chymorth sy'n cael eu cynnig yn eich ardal ar hyn o bryd gan **Age Cymru** ac **Age UK** (gweler t. 211).

Byddwn yn eich annog i beidio â bod ofn technoleg newydd ond i wneud eich gorau i feistroli'r pethau a fydd yn eich helpu i wneud bywyd yn haws, cael gafael ar wybodaeth yn gynt neu a fydd yn eich helpu i gael mwynhad o'ch gweithgareddau amser hamdden. Cofiwch, hefyd, os byddwch yn dysgu defnyddio rhywbeth newydd, byddwch yn helpu eich ymennydd i ddatblygu llwybrau newydd ac atal problemau gwybyddol.

Pwyntiau allweddol

- Peidiwch â bod yn amharod i ofyn am gymorth a chyngor.
- Mae yna bob math o ffynonellau cymorth a chyngor, ac un ohonynt yn unig yw cymorth personol.
- Mae sawl sefydliad yn cynnig gwybodaeth a chyngor a gellir cael gafael ar y rhan fwyaf dros y ffôn neu drwy'r rhyngrwyd yn ogystal â thrwy gysylltu'n bersonol.
- Yn gyffredinol nid oes llawer o adnoddau ar gyfer MCI, ond gallwch chwilio am gymorth ar bynciau unigol.
- Mae'r rhyngrwyd yn ffynhonnell wybodaeth wych, ond os yw'n well gennych chi, gallwch ddefnyddio ffynonellau fel eich llyfrgell leol neu ganolfannau cynghori lleol.
- Peidiwch ag ofni technoleg newydd; dysgwch sut i'w defnyddio er mwyn helpu eich hun neu er mwyn sicrhau eich bod yn cael gwell profiad hamdden.

Ôl-nodyn

1 Gweler www.citizensadvice.org.uk/about-us/information/pension-wise

Mynegai Pynciau

Noder: mae 'MCI' yn cyfeirio at 'amhariad gwybyddol ysgafn'

Mynegai Awduron